絶対出る！
柔道整復師国家試験 重要問題
柔道整復学
下肢・総論編

小林 直行 監修
伊藤 新 ほか著

医歯薬出版株式会社

監修・執筆一覧

【監修】

小林 直行（柏レイソル）
(こばやし なおゆき)

【執筆】

伊藤 新（上武大学ビジネス情報学部講師）
(いとう あらた)

西川 彰（上武大学ビジネス情報学部講師）
(にしかわ あきら)

古山 喜一（環太平洋大学体育学部准教授）
(ふるやま よしいち)

三瀬 貴生（環太平洋大学体育学部講師）
(みせ たかお)

西川 晃子（上武大学ビジネス情報学部非常勤講師）
(にしかわ あきこ)

This book was originally published in Japanese under the title of :

ZETTAI DERU! JUDOSEIFUKUSHI KOKKASHIKEN
JUYOMONDAI JUDOSEIFUKUGAKU
KASHI SORON-HEN

(Important matters: National Examination for
 Judo Healing Practitioners
  The lower limbs and general remarks)

Editor :
KOBAYASHI, Naoyuki
  Kashiwa Reysol

© 2018 1st ed.

ISHIYAKU PUBLISHERS, INC.
  7-10, Honkomagome 1 chome, Bunkyo-ku,
  Tokyo 113-8612, Japan

序文

　本書は，柔道整復師の国家試験を目指す学生を対象に，柔道整復学の問題を繰り返し解いてもらい，重要ポイントを整理し，覚えるために作成されたテキストです．柔道整復学は，国家試験の中でも問題数が多く，最も勉強する時間を要するため，学生にとっては重要な科目です．これまで自主学習をするときは，国家試験の過去問を解き，ポイントをまとめて，再度，過去問を解いていたと思います．しかし，国家試験は年々難易度を増しており，以前のように過去問だけでは対応が難しくなってきているのが現状と思われます．

　本書の特徴は2つあります．第一の特徴は，見開きの左ページが，国家試験の問題ではなく執筆者が作成したオリジナルの国家試験予想問題とその解説になっていることです．問題は，国家試験の出題傾向をみて，各疾患の発生機序や症状，治療法，合併症など可能な限り見出しごとに作成してあります．また，よく出題されている各疾患の特徴を組み合わせた問題も，複合問題や臨床実地問題として出題してあります．解答と解説は，赤文字になっており，赤シートで隠して繰り返し問題を解けるように工夫されています．解説は，選択肢の説明だけでなく，関連する分かりにくい用語の説明も行っています．右のページは，これまでに国家試験で出題された重要ポイントを，赤文字のキーワードを中心とした箇条書きで簡明に記述し，理解しにくい箇所は，表や図あるいは画像を充実させて説明しております．

　第二の特徴は，左のページで出題されている問題が，右のページでは重要ポイントとして同時に見ることができ，効率よく勉強ができるようになっていることです．

　本書は，『柔道整復学　理論編　改訂第6版』（南江堂）で改訂されたところの問題を作成し，重要ポイントもまとめております．これから勉強を始めようとする，もしくは勉強を始めたがポイントがつかめず苦渋している学生が，国家試験の問題とともに本書の予想問題を解いて傾向をつかみ，重要ポイントを整理するのに大変有益であると確信しております．

　最後に，本書の監修にご尽力頂きました小林直行先生には，ご多忙の中，適切なご指摘をしていただき，厚く御礼申し上げます．また，本書の作成にあたって多くの助言とご指導を頂きました医歯薬出版株式会社の近藤信幸氏に深謝の意を表します．

2018年9月吉日

伊藤　新

柔整国試重要問題　柔道整復学
下肢・総論編
目　次

I 骨　折

1 下肢帯の骨折 ……… 2
（1）骨盤骨折 ……… 3
1）骨盤単独骨折 ● 3
2）骨盤裂離骨折 ● 5
3）骨盤輪骨折 ● 5

2 下肢の骨折 ……… 6
（1）大腿骨近位端部骨折 ……… 7
1）大腿骨頸部骨折 ● 7
2）大腿骨転子部骨折 ● 11
3）大腿骨大転子単独骨折 ● 13
4）大腿骨小転子単独骨折 ● 13
5）大腿骨転子下骨折 ● 13

（2）大腿骨骨幹部骨折 ……… 15
（3）大腿骨遠位端部骨折 ……… 17
1）大腿骨顆上骨折 ● 17
2）内側側副靱帯付着部の裂離骨折 ● 17
3）大腿骨遠位骨端線離開 ● 19
4）大腿骨顆部骨折 ● 19

（4）膝蓋骨骨折 ……… 21
（5）下腿骨近位端部骨折 ……… 23
1）脛骨顆部骨折 ● 23

2）脛骨顆間隆起骨折 ● 25
3）脛骨粗面骨折 ● 25
4）腓骨頭単独骨折 ● 25

（6）下腿骨骨幹部骨折 ……… 27
1）脛腓両骨骨折および脛骨単独骨折 ● 27
2）腓骨骨幹部単独骨折 ● 31
3）下腿骨果上骨折 ● 31
4）下腿骨疲労骨折 ● 31

（7）下腿骨遠位端部骨折および足関節脱臼骨折 ……… 33
1）冠名骨折 ● 33
2）ラウゲ・ハンセン（Lauge-Hansen）の分類 ● 33
3）受傷外力による分類 ● 35

（8）足根骨骨折 ……… 37
1）距骨骨折 ● 37
2）踵骨骨折 ● 39
3）舟状骨骨折 ● 43
4）その他の足根骨骨折 ● 43

（9）中足骨骨折・足趾骨骨折 ……… 45
1）中足骨骨折 ● 45
2）足趾骨骨折 ● 45

臨床実地問題（1）● 46

II 脱　臼

1 下肢の脱臼 ……… 50
（1）股関節脱臼 ……… 51
1）後方脱臼 ● 51
2）前方脱臼 ● 55
3）中心性脱臼 ● 55

（2）膝蓋骨脱臼 ……… 57
1）側方脱臼 ● 57

（3）膝関節脱臼 ……… 61
1）前方脱臼 ● 61

2）後方脱臼 ● 61
3）側方脱臼 ● 61
4）回旋脱臼 ● 61

（4）足部および足趾部の脱臼 ……… 63
1）横足根関節〔ショパール（Chopart）関節〕脱臼 ● 63
2）足根中足関節〔リスフラン（Lisfranc）関節〕脱臼 ● 63
3）足趾部の脱臼 ● 63

臨床実地問題（2）● 64

III 軟部組織損傷

1 下肢の軟部組織損傷 …… 68

(1) 股関節部の軟部組織損傷 …… 69
1) 股関節拘縮 ● 69
2) 鼠径部痛症候群 ● 71
3) 弾発股（ばね股）● 71
4) ペルテス病 ● 73
5) 大腿骨頭すべり症 ● 73
6) 梨状筋症候群 ● 75
7) 単純性股関節炎 ● 75
8) 特発性大腿骨頭壊死症 ● 75

(2) 大腿部の軟部組織損傷 …… 77
1) 大腿部の肉ばなれ ● 77
2) 大腿部打撲 ● 79
3) 大腿部骨化性筋炎 ● 79

(3) 膝関節部の軟部組織損傷 …… 81
1) 半月板損傷 ● 81
2) 側副靱帯損傷 ● 83
3) 十字靱帯損傷 ● 85
4) その他の膝関節の軟部組織損傷 ● 89

(4) 下腿部の軟部組織損傷 …… 91
1) アキレス腱断裂 ● 91
2) コンパートメント症候群 ● 93
3) 腓骨筋腱脱臼 ● 95
4) シンスプリント（脛骨過労性骨膜炎）● 95
5) 下腿三頭筋の肉ばなれ ● 95

(5) 足関節部および足部の軟部組織損傷 …… 97
1) 足関節・足部捻挫 ● 97
2) 足部の有痛性疾患 ● 101

臨床実地問題（3）● 108

IV 総論

1 骨の損傷（骨折）…… 112
(1) 骨損傷の分類 …… 113
(2) 骨損傷の症状 …… 121
(3) 骨損傷の合併症 …… 127
(4) 小児骨損傷・高齢者骨損傷の特徴 …… 135
(5) 骨癒合の日数，骨折の治癒経過，影響を与える因子 …… 139

2 関節の損傷（捻挫，脱臼）…… 142
(1) 靱帯，関節包の損傷 …… 143
(2) 関節軟骨の損傷 …… 145
(3) 脱臼 …… 147

3 筋・腱の損傷 …… 156
(1) 筋損傷 …… 157
(2) 腱損傷 …… 159

4 末梢神経の損傷 …… 160
(1) 末梢神経損傷 …… 161

5 診察，治療法 …… 164
(1) 診察 …… 166
(2) 治療法 …… 169
(3) 指導管理 …… 185

索引 …… 187

I 骨折

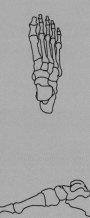
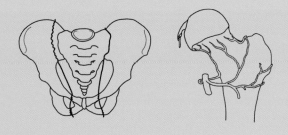

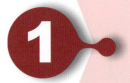

下肢帯の骨折

（1）骨盤骨折

1）骨盤単独骨折
ポイント● 骨片転位・特徴

予想問題 1-1 □□□

骨盤単独骨折の骨片転位の組合せで正しいのはどれか．

1. 坐骨結節骨折 ──── 上方転位
2. 尾骨骨折 ──── 前方転位
3. 腸骨翼骨折 ──── 上内方転位
4. 上前腸骨棘骨折 ── 外上方転位

1. 骨片は大腿二頭筋長頭，半腱様筋，半膜様筋の作用により下方へ転位する．
2. 転倒し尻餅などをついた際に尾部を打ち，その外力で骨片は前方へ転位する．
3. 骨片は外腹斜筋や腰方形筋の作用で上外方へ転位する．
4. 骨片は縫工筋や大腿筋膜張筋の作用により外下方へ転位する．

【解答】2

予想問題 1-2 □□□

尾骨骨折で正しいのはどれか．2つ選べ．

1. 尿道損傷を合併することがある．
2. 遠位骨片は後方へ転位する．
3. 着座した際の疼痛は長期にわたることが多い．
4. 直達外力によって発生することが多い．

1. 尾骨の前方には直腸が存在するため，遠位骨片が前方へ転位した場合は尿道損傷ではなく直腸損傷を合併することがある．尿道損傷は，恥骨骨折に合併する．
2. 遠位骨片は前方へ転位することが多い．
3. 尾骨は皮下の軟部組織が少なく，骨折部は椅子に座るときに直接当たる．そのため，長期間にわたり繰り返し着座する人は，疼痛が遷延する場合がある．
4. 尾骨骨折は階段を降りるときに足を滑らせ尻もちをつき，階段の角に尾部を強打するなどの直達外力によって発生することが多い．

【解答】3, 4

予想問題 1-3 □□□

デュベルニー（Duverney）骨折で誤っているのはどれか．

1. 棘果長は健側と比較し短縮する．
2. 直達外力で発生する．
3. 外腹斜筋の作用で上外方へ転位する．
4. 上前腸骨棘から腸骨稜に骨折線が走行する．

デュベルニー骨折は，直達外力で発生する骨折であり，腸骨翼が外腹斜筋の作用で上外方へ転位する．棘果長は上前腸骨棘から内果を計測し，健患側の下肢長を調べる方法である．上外方へ転位する骨片に上前腸骨棘が含まれているため，健側と比較し患側は，延長することになる．

【解答】1

重要ポイント

（1）骨盤骨折

分類
- 骨盤単独骨折および骨盤裂離骨折：腸骨，坐骨，恥骨の骨折はあるが，骨盤輪の連続性は保たれている．
- 骨盤輪骨折：腸骨，坐骨，恥骨の骨折があり，骨盤輪の連続性が断たれている．

1）骨盤単独骨折

> 腸骨翼骨折（デュベルニー骨折，棘果長の延長），恥骨上枝骨折（皮下出血斑は鼠径部に出現），恥骨下枝骨折（皮下出血斑は会陰部に出現），坐骨結節骨折（股関節の伸展力低下），仙骨骨折（横骨折，前方転位），尾骨骨折（前方転位，直腸損傷）．

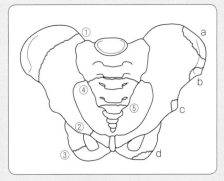

図Ⅰ-1-1　骨盤単独骨折

特徴
- 骨盤単独骨折は直達外力による受傷で発生する．
- 合併症がなければ予後はよい．

表Ⅰ-1-1　各骨折の骨片転位と特徴（図Ⅰ-1-1）

	分類・骨片転位		特徴	
①腸骨翼骨折	上外方へ転位 （内・外腹斜筋，腰方形筋の作用）		● デュベルニー骨折とも呼ぶ． ● 棘果長は健側よりも長い（図Ⅰ-1-4）． ● 転子果長は正常である（図Ⅰ-1-4）．	
②恥骨骨折 （図Ⅰ-1-2）	恥骨上枝骨折	腫脹と皮下出血斑	鼠径部	
	恥骨下枝骨折		会陰部，男性では陰嚢の周辺	
③坐骨骨折	下方へ転位 （大腿二頭筋長頭，半腱様筋，半膜様筋の作用）		● 股関節の伸展力が低下する．	
④仙骨骨折	前方へ転位		● 仙腸関節よりも下方（遠位）で横骨折となる．	
⑤尾骨骨折 （図Ⅰ-1-3）	前方へ屈曲転位		● 著明な転位は直腸損傷に注意する． ● 着座での疼痛は長期にわたる場合が多い．	

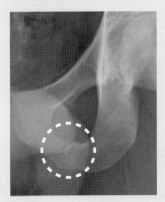

図Ⅰ-1-2　左恥骨下枝骨折

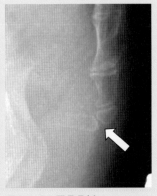

図Ⅰ-1-3　尾骨骨折
骨片が前方へ屈曲転位した場合，直腸損傷に注意する．

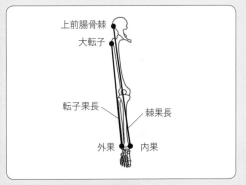

図Ⅰ-1-4　棘果長と転子果長
棘果長は上前腸骨棘から内果までの距離を，転子果長は大転子から外果までを計測する．腸骨翼骨折では，骨片は上外方へ転位するため，この距離は健側と比べ延長する．一方，骨折部を計測しない転子果長は正常である．

(1) 骨盤骨折

2) 骨盤裂離骨折

ポイント● 発生機序・症状・骨片転位

予想問題 1-4 □□□

上前腸骨棘裂離骨折で誤っているのはどれか.

1. 骨片は外下方へ転位する.
2. 大内転筋が関与する.
3. 陸上短距離のスタート時に発生する.
4. 骨端線閉鎖前のスポーツ選手に発生しやすい.

1. 3. 上前腸骨棘には縫工筋と大腿筋膜張筋が起始している. 陸上短距離競技のスタート時に急激な筋収縮により裂離骨折が発生し, 骨片はこの2つの筋の作用で外下方へ転位する.
2. 大内転筋の起始は坐骨結節であり, 両下肢の急激な外転動作（チアリーディングなど）などで坐骨結節の裂離骨折が発生する.
4. 骨盤の各骨端核閉鎖時期は20歳前後である. 骨端成長軟骨板は筋の強い牽引力などの力学的負荷に弱いため, 骨盤裂離骨折は骨端線閉鎖前のスポーツ選手に発生しやすい.

【解答】2

予想問題 1-5 □□□

骨盤裂離骨折と原因となる動作の組合せで正しいのはどれか. 2つ選べ.

1. 上前腸骨棘裂離骨折 —— 陸上ハードル走の跳ぶ動作
2. 腸骨稜裂離骨折 —— 野球の空振り動作
3. 坐骨結節裂離骨折 —— 陸上短距離のスタート動作
4. 下前腸骨棘裂離骨折 —— サッカーのキック動作

1. 上前腸骨棘裂離骨折は, 股関節最大伸展位から股関節と膝関節の屈曲が同時に起こり大きな収縮力が加わった場合に発生する. 陸上短距離競技のクラウチングスタートでの発生が多い.
2. 腸骨稜裂離骨折は, 体幹の回旋動作などの外腹斜筋の作用によって発生する.
3. ハムストリングスによる坐骨結節裂離骨折は, 体幹前傾位でハムストリングスが伸長された状態からさらに膝関節を伸展した際に過度に伸長され受傷する. ハードルを跳ぶ動作に多い.
4. 下前腸骨棘裂離骨折は, 下前腸骨棘に起始を持つ大腿直筋が股関節を伸展した状態から膝関節を屈曲する急激な筋収縮や過剰な筋の伸長により発生することが多い.

【解答】2, 4

3) 骨盤輪骨折

ポイント● 垂直重複骨折・マルゲーニュ（Malgaigne）骨折

予想問題 1-6 □□□

骨盤輪骨折で誤っているのはどれか. 2つ選べ.

1. マルゲーニュ骨折は健側と比較し棘果長が短縮する.
2. 腸骨骨折が最も多い.
3. 恥骨枝骨折は膀胱や尿道損傷を合併する.
4. 出血性ショックを認めることが多い.

骨盤骨折では, 単独骨折の恥骨枝骨折がもっとも多く発生し, 膀胱や尿道損傷を合併することがある. 一方, 骨盤が垂直方向に2か所以上で骨折した場合を垂直重複骨折あるいはマルゲーニュ骨折と呼ぶ. マルゲーニュ骨折では, 骨片は下肢とともに上方へ転位するため, 上前腸骨棘から内果を計測する棘果長は健側と比較しても変化しない. また多発骨折のため, 多量出血を認め場合によっては出血性ショックを起こすこともある. マルゲーニュ骨折の両側恥骨上・下枝骨折は, 約半数に膀胱や尿道損傷を合併する.

【解答】1・2

重要ポイント

（1）骨盤骨折

2）骨盤裂離骨折

> 腸骨稜裂離骨折（外腹斜筋），上前腸骨棘裂離骨折（縫工筋，大腿筋膜張筋，短距離スタート時），下前腸骨棘裂離骨折（大腿直筋，サッカーのキック時），坐骨結節裂離骨折（ハムストリングス，大内転筋）

特　徴
- 骨盤裂離骨折は介達外力による受傷で発生する．
- 骨端線閉鎖前の成長軟骨が存在するスポーツ選手に発生することが多い．

表I-1-2　各骨折の発生機序・症状・骨片転位（図I-1-1）

	スポーツ動作	関与する筋	特徴
a. 腸骨稜裂離骨折	野球の空振り時	外腹斜筋	● 腸骨稜前方部に多い．
b. 上前腸骨棘裂離骨折（図I-1-5）	短距離スタート時	縫工筋 大腿筋膜張筋	● 骨片は外下方へ転位する． ● 膝関節を屈曲しながらの股関節屈曲，外転，外旋力が低下する．
c. 下前腸骨棘裂離骨折（図I-1-6）	サッカーのキック時	大腿直筋	● 大腿直筋の急な収縮や過伸張で発生する．
d. 坐骨結節裂離骨折	ハードル チアリーディング	ハムストリングス 大内転筋	● 体幹前傾位から膝関節伸展動作で発生する． ● 股関節外転動作で発生する．

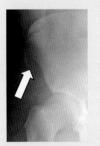 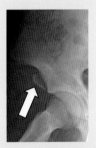

図I-1-5　上前腸骨棘裂離骨折　　図I-1-6　下前腸骨棘裂離骨折

3）骨盤輪骨折

特　徴
- 骨盤輪骨折の中で，恥骨枝骨折が最も多い．
- 恥骨枝骨折は膀胱や尿道損傷を認めることがある．
- 恥骨・坐骨枝骨折に仙腸関節離開や腸骨後部または仙骨が垂直に重複骨折している場合をマルゲーニュ（Malgaigne）骨折という（図I-1-7）．

①垂直重複骨折・マルゲーニュ骨折

> マルゲーニュ骨折（垂直重複骨折，下肢は短縮，棘果長は不変）．

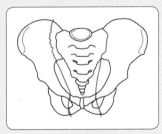

図I-1-7　骨盤輪骨折

特　徴
- 骨片は下肢とともに上方へ転位し仮性短縮を認めるが，棘果長の変化はない．
- 下肢伸展での挙上はできない．

合併症
- 出血性ショック
- 両側恥骨上・下枝骨折：膀胱，尿道損傷
- 腸管損傷：腹壁の強直性痙攣，腹部膨満感，腸管蠕動音の消失
- 神経損傷：腰仙骨神経損傷
- 脂肪塞栓症：肺・脳・腎臓

2 下肢の骨折

（1）大腿骨近位端部骨折

ポイント● 骨折部位による分類

予想問題 2-1 □□□

大腿骨近位端部骨折で関節包内骨折はどれか．2つ選べ．

1. 大腿骨大転子単独骨折
2. 大腿骨頸部骨折
3. 大腿骨転子下骨折
4. 大腿骨骨頭骨折

関節包内骨折は，大腿骨骨頭骨折と大腿骨頸部骨折である．転子下骨折および大転子単独骨折は関節包外で起こる骨折である．

【解答】2, 4

1）大腿骨頸部骨折

ポイント● 大腿骨頸部骨折が難治な理由

予想問題 2-2 □□□

大腿骨頸部骨折が難治な理由で誤っているのはどれか．

1. 骨膜性仮骨の形成に欠ける．
2. 高齢者に多い．
3. 大腿骨骨頭の栄養血管が骨折によって絶たれる．
4. 骨折面に圧迫力や牽引力が作用しやすい．

1. 骨膜性仮骨とは，骨折の発生とともに骨折部で損傷した血管や骨髄から出血が起き，骨折部の骨膜下に血腫が形成される．その血腫はしだいに肉芽組織に置き換わり，骨や軟骨が形成され，仮骨が発生することをいう．大腿骨頸部骨折は関節包内骨折であり，骨折部には骨膜がなく，骨膜性仮骨の形成が期待できない．さらに骨折部に貯留する血腫は，関節液にさらされて混ざり合うことで仮骨形成が促進できなくなるため，難治となる．
2. 高齢者は骨粗鬆症によって骨強度が低下しているため，転倒など比較的軽微な外力でも骨折を起こす．
3. 大腿骨骨頭に向かう栄養血管が骨折により絶たれるため，遷延治癒や偽関節に陥ることが多い．
4. 骨折面には上半身の重みが加わり剪断力が働く．

【解答】4

ポイント● 骨折型による分類

予想問題 2-3 □□□

正しい組合せはどれか．

1. 内転型骨折 —— 外反股 —— 頸体角増加
2. 外転型骨折 —— 内反股 —— 頸体角増加
3. 内転型骨折 —— 内反股 —— 頸体角減少
4. 外転型骨折 —— 外反股 —— 頸体角減少

頸体角は正常で約130°である．内転型骨折は，内反股の状態を呈するため頸体角は減少する．一方で外転型骨折では，外反股の状態を呈するため頸体角は増加する．
1．3．内転型骨折 —— 内反股 —— 頸体角減少
2．4．外転型骨折 —— 外反股 —— 頸体角増加

【解答】3

重要ポイント

（1）大腿骨近位端部骨折

骨折部位による分類（図Ⅰ-2-1）

> 関節包内骨折（大腿骨骨頭骨折，大腿骨頸部骨折）．

① 大腿骨骨頭骨折（関節包内骨折）：骨頭部に生じた骨折である．
② 大腿骨頸部骨折（関節包内骨折）：骨頭下から関節包で包まれている頸部に生じた骨折である．
③ 大腿骨転子部骨折：頸部骨折と転子下骨折の間に生じた骨折線は骨折である．大転子単独骨折（関節包外骨折）と小転子単独骨折（関節包外骨折）はこの部位に含まれる．
④ 大腿骨転子下骨折：転子部から骨幹部の移行部の間で生じた骨折である．
※大腿骨頸基部骨折：頸部骨折と転子部骨折の中間に位置する骨折とされている（p.13 重要ポイント＋ 参照）．

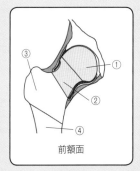

図Ⅰ-2-1　骨折部位による分類

1）大腿骨頸部骨折

発生機序

> 大転子部を強打．頸部に剪断力が加わる．

- 高齢者が大転子部を強打して転倒した際に，頸部に対して長軸圧，剪断力，捻転力が加わり発生する．
- 歩行や起立動作などで捻転力や屈曲力が作用し発生することもある．

大腿骨頸部骨折が難治な理由

> 高齢者．骨膜性仮骨．大腿骨骨頭の栄養血管．

- 骨粗鬆症の高齢者に好発する．
- 大腿骨頭の栄養血管が骨折により絶たれている．
- 大腿骨頸部が骨膜性仮骨の形成に欠ける．
- 骨折面に剪断力が働く．

骨折型による分類

> 内転型骨折．外転型骨折．（嚙合（嵌入）骨折，歩行可能）．

- 内転型骨折と外転型骨折に分類され，内転型が多い．
- 嚙合（嵌入）骨折は外転型骨折に多く，歩行可能な場合もあるが，嚙合部が離開すると内転型骨折へ移行する．

表Ⅰ-2-1　内転型骨折と外転型骨折の比較

	正常	内転型骨折	外転型骨折
分類			
特徴	● 頸体角は大腿骨頸部軸と骨幹軸となす角度で約130°である．	● 骨折部は内反股となる． ● 頸体角は減少する．	● 骨折部は外反股となる． ● 頸体角は増加する．

(1) 大腿骨近位端部骨折

ポイント●　症　状

予想問題 2-4 □□□

大腿骨頸部骨折で正しいのはどれか．

1. 下肢は内旋位となる．
2. スカルパ三角（大腿三角）部に圧痛を認める．
3. 転子果長は短縮する．
4. 内転型骨折では歩行可能である．

1. 骨折後の肢位は，筋の作用などで外旋位となる．
2. 圧痛は頸部骨折でスカルパ三角部，転子部骨折では大転子部に認める．
3. 転子果長は大転子から外果の長さを測定する．大腿骨頸部骨折では，骨折線が大転子よりも近位にみられるため，転子果長は変化せず，棘果長だけが短縮する．
4. 外転型骨折では嵌合（嵌入）骨折になることが多い．骨折端は圧迫力が加わり，歩行可能なことがある．

【解答】2

予想問題 2-5 □□□

大腿骨頸部骨折で誤っているのはどれか．

1. 多くは内転型骨折である．
2. 大転子部を強打して発生することが多い．
3. 患側の腫脹は著明である．
4. 大腿長軸圧を加えると強い疼痛が認められる．

1. 内転型骨折は外転型骨折と比較し発生頻度が高い．
2. 転倒し大転子部を強打し発生することが多い．
3. 大腿骨頸部骨折は関節包内骨折で，血流の乏しい部位での骨折のため，腫脹は軽度である．
4. 大腿骨長軸に軸圧を加えると股関節部に疼痛を認める．

【解答】3

ポイント●　骨折線と転位

予想問題 2-6 □□□

ガーデン分類（Garden）で正しいのはどれか．

1. Stage Ⅰ —— 不全骨折である．
2. Stage Ⅱ —— 不全骨折で外転型骨折を含む．
3. Stage Ⅲ —— 完全骨折で遠位骨片は前上方へ転位する．
4. Stage Ⅳ —— 完全骨折で骨頭は転位する．

1. Stage Ⅰは不全骨折で嵌合（嵌入）骨折あるいは外転型骨折を含むもの．
2. Stage Ⅱは完全骨折で転位を認めないもの．
3. Stage Ⅲは完全骨折で軽度の転位を認め，骨頭が回転し遠位骨片は外旋するもの．
4. Stage Ⅳは完全骨折で高度の転位を認め遠位骨片は外旋し前上方へ転位する．骨頭は回転しない．

【解答】1

予想問題 2-7 □□□

正しいのはどれか．2つ選べ．

1. ガーデン分類のStage Ⅰの骨折部は外反位となる．
2. パウエルス（Pauwels）分類の第2度は骨癒合しやすい．
3. ガーデン分類のStage Ⅲは骨頭が回転する．
4. パウエルス（Pauwels）分類の第1度は骨折線の角度が50°以下である．

1. ガーデン分類のStage Ⅰは不全骨折で骨折部の外側は嵌入し，若木骨折型を呈する．
2. パウエルス分類の第2度は骨折面の角度が大きく，剪断力が働くため骨癒合が困難となる．
3. ガーデン分類のStage Ⅲは完全骨折で軽度の転位を認め，骨頭が回転し遠位骨片は外旋する．
4. パウエルス分類の第1度は骨折線の角度が30°以下の骨折であり，骨折部に圧迫力が働きやすく，骨癒合しやすい．

【解答】1・3

重要ポイント

（1）大腿骨近位端部骨折

1）大腿骨頸部骨折

症状

> 棘果長の短縮．下肢は外旋位．

- 起立不能となる．
- スカルパ三角（大腿三角）部に圧痛を認める．
- 下肢は伸展位で挙上不能となる．
- 棘果長は短縮し，大転子高位となる．
- 腫脹は関節包内骨折のため，転子部骨折と比べ軽度である．
- 下肢は外旋する．
- 踵骨部からの軸圧で股関節部に疼痛を訴える．

骨折線と転位

> パウエルス分類（角度が大きくなると「骨癒合」が不利）．ガーデン分類（Stage Ⅲ：骨頭が回転する，他のStage：骨頭は回転しない）．

表Ⅰ-2-2　パウエルス（Pauwels）分類：骨折線が水平線となす角度による分類

分類	第1度	第2度	第3度
骨折線の角度	30°以下	30〜70°	70°以上
特徴	骨折部に働く力が骨性癒合に有意に働く．	骨折面には剪断力が働くため骨性癒合は困難となる．	治癒条件は第2度よりもさらに不良である．

表Ⅰ-2-3　ガーデン（Garden）分類：骨折部の転位の程度を基にした分類

分類	Stage Ⅰ	Stage Ⅱ	Stage Ⅲ	Stage Ⅳ
	非転位型	非転位型	転位型	転位型
特徴	不全骨折 外転型骨折を含む	完全骨折	完全骨折で軽度の転位 骨頭は回転する	完全骨折で高度の転位 骨頭は回転しない
遠位骨片	骨折部は外反し若木骨折型となる．	—	外旋転位	外旋・前上方転位

(1) 大腿骨近位端部骨折

ポイント● 合併症

予想問題 2-8 ☐☐☐

大腿骨頸部骨折の合併症で誤っているのはどれか.

1. 褥瘡
2. 偽関節
3. 骨頭壊死
4. 異所性骨化

大腿骨頸部骨折の合併症は，大腿骨骨頭壊死，偽関節，遷延治癒，沈下性肺炎，尿路感染などがある．骨化性筋炎は，外傷によって貯留した血腫が吸収されていない状態で暴力的なリハビリテーションなどを行うことで血腫が骨化し，局所の熱感や疼痛，腫脹，運動制限などの症状を伴う病態である．著明な腫脹や血腫を伴う上腕骨顆上骨折，大腿骨骨幹部骨折，大腿部打撲などでも発生する．大腿骨骨頭無腐性壊死は，頸部骨折が発生した際に大腿骨頭を栄養する被膜動脈の損傷によって起こる．とくに転位型であるガーデン分類の StageⅢおよびⅣでは，被膜動脈の損傷を伴うことが多く，大腿骨頭無腐性壊死の発生頻度が高いため，人工関節置換術や人工骨頭置換術などの観血療法が行われている．偽関節が発生する理由は，頸部骨折が関節包内骨折で骨膜性仮骨に期待できないことや，被膜動脈の損傷により骨頭を栄養することができないことなどである．

【解答】4

2）大腿骨転子部骨折

ポイント● 症　状

予想問題 2-9 ☐☐☐

大腿骨転子部骨折で誤っているのはどれか．2つ選べ．

1. 腫脹は頸部骨折と比べ軽度である．
2. 外反股になりやすい．
3. 起立不能となる．
4. 大転子部に疼痛を認める．

転子部骨折の腫脹は，頸部骨折と比較し，血流が豊富な部位のため，著明に認められる．転子部骨折の多くは，大転子部を強打した際に近位骨片に対して遠位骨片は内反するため，内反股になりやすい．

【解答】1・2

● 複合問題

予想問題 2-10 ☐☐☐

大腿骨頸部骨折と大腿骨転子部骨折の症状で相違がみられるのはどれか．2つ選べ．

1. 腫脹は著明である．
2. 起立不能となる．
3. 下肢は短縮する．
4. 軸圧痛は大転子に認める．

大腿骨頸部骨折と転子部骨折の症状は，下肢は外旋，起立不能，棘果長は短縮である．転子部骨折のみに認められる症状は，腫脹は大転子部に著明に認め，疼痛や圧痛は大転子部を中心に出現する．一方，大腿骨頸部骨折のみの症状は，腫脹は関節包内骨折のため，転子部骨折と比べ，軽度である．疼痛や圧痛部位はスカルパ三角（大腿三角）部にみられる．嵌合骨折では歩行可能な場合がある．

【解答】1・4

重要ポイント

（1）大腿骨近位端部骨折

1）大腿骨頸部骨折

合併症

> 大腿骨頭壊死，偽関節．

- 大腿骨骨頭無腐性壊死：ガーデン分類の転位型は栄養血管が絶たれることが多いため，発生しやすい（図Ⅰ-2-2）．
- 偽関節：偽関節の好発部位であり，パウエルス分類で角度が大きくなるほどリスクは高まる．
- 遷延治癒
- 長期臥床による合併症
  - ・褥瘡
  - ・沈下性肺炎
  - ・尿路感染
- 大腿骨頸部内側骨折と股関節後方脱臼の共通点
  - ・大腿骨頭無腐性壊死

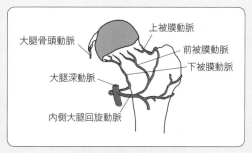

図Ⅰ-2-2 大腿骨頸部を栄養する血管

大腿骨頭は内側大腿回旋動脈から分岐した動脈より栄養されている．大腿骨頭動脈からも栄養されているが，ごくわずかである．骨折により，この動脈の血行が絶たれると大腿骨頭壊死に陥る可能性が高い．

治療法

- 内転型骨折
  - ・人工関節置換術や人工骨頭置換術が行われる．
- 外転型
  - ・sliding hip screw などが行われる．

2）大腿骨転子部骨折

特徴

- 海綿骨の骨折であり，血流が豊富なため，骨癒合が良い．
- 大腿骨頸部骨折より好発年齢が高い．

発生機序

- 大腿骨頸部骨折とほぼ同様である．

症状

- 起立不能となる．
- 棘果長は短縮し，下肢は外旋する．
- 骨折部は内反する．
- 腫脹は大転子部を中心に著明に出現する．
- 軸圧痛は大転子部に認める．

表Ⅰ-2-4 頸部骨折と転子部骨折の症状の相違

	頸部骨折	転子部骨折
腫脹	軽度（関節内骨折のため）	著明
疼痛（圧痛）部位	スカルパ三角（大腿三角）部	大転子部

治療法

- sliding hip screw や short femoral nail などが行われる．

3）大腿骨大転子単独骨折
ポイント● 発生機序・症状・治療法

予想問題 2-11　□□□

大腿骨大転子骨折で正しいのはどれか．

1. 10 週固定する．
2. 股関節外転力が低下する．
3. 股関節内転位で固定する．
4. 大殿筋の急激な収縮で発生する．

　大腿骨大転子単独骨折は，大転子に筋の停止部をもつ中殿筋や小殿筋の急な収縮によって発生し，外転筋力の低下を認めるのが特徴である．股関節内転位で固定すると，この2つの筋の牽引作用によって転位は増悪するため，股関節軽度外転位で約6週固定する．転位が著しい場合は観血療法の適応となる．

【解答】2

4）大腿骨小転子単独骨折
ポイント● 特徴・発生機序・症状

予想問題 2-12　□□□

大腿骨小転子単独骨折で認められるのはどれか．

1. サルカス徴候（Sulcus sign）
2. チネル徴候（Tinel sign）
3. ルドルフ徴候（Ludloff sign）
4. ドレーマン徴候（Drehmann sign）

1. サルカス徴候は，動揺性肩関節に認められる．
2. チネル徴候は，絞扼性神経障害が発生した際に絞扼部位を叩打すると放散するしびれを伴うものをいう．
3. ルドルフ徴候は，大腿骨小転子単独骨折で小転子に付着する腸腰筋が作用せず，股関節屈曲ができない状態をいう．
4. ドレーマン徴候は，背臥位で股関節を屈曲していくと大腿前面が腹部に向かず外転・外旋していく場合をいい，大腿骨頭すべり症に認められる．

【解答】3

5）大腿骨転子下骨折
ポイント● 特徴・症状

予想問題 2-13　□□□

大腿骨転子下骨折で正しいのはどれか．

1. 高齢者での発生頻度が高い．
2. 大腿骨頸部から転子部の中間で発生する骨折である．
3. 病的骨折との鑑別が重要である．
4. 大腿骨頸部骨折と骨片転位が類似する．

1. 発生頻度は高齢者より青壮年者に多い．
2. 転子部から骨幹部の移行部の間で発生する骨折である．
3. この部位は癌の骨転移の好発部位である．脊椎や骨盤，大腿骨へ転移することが多い．したがって，癌の骨転移による病的骨折と鑑別することが重要である．
4. 大腿骨骨幹部近位1/3部骨折と骨片転位が類似する．

【解答】3

重要ポイント

（1）大腿骨近位端部骨折

3）大腿骨大転子単独骨折

発生機序
- まれな骨折で，直達外力や，中殿筋・小殿筋の急激な収縮で発生する（図I-2-3）．

症状・治療法
- 骨片転位は中殿筋・小殿筋の牽引により延長転位するため，股関節の外転力が低下する．

治療法
- 股関節軽度外転位で約6週間固定する．

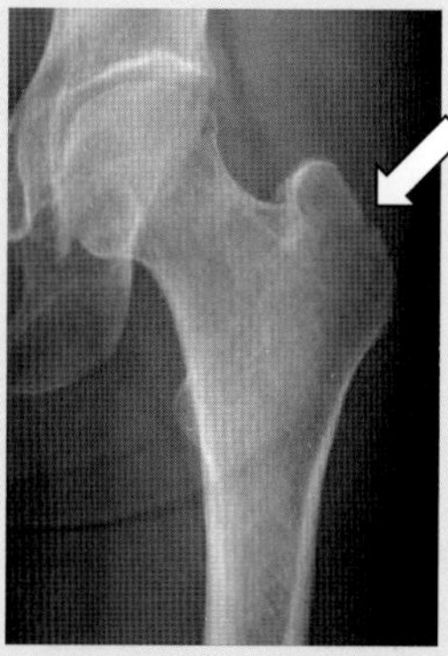

4）大腿骨小転子単独骨折

特徴・発生機序
- 小児の骨端線離開として発生する．
- 腸腰筋の急激な収縮により発生する．

症状
- ルドルフ（Ludloff）徴候が陽性となる（図I-2-4）．

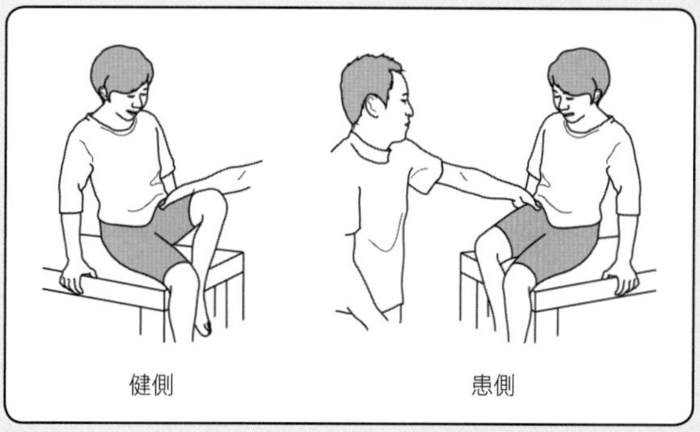

5）大腿骨転子下骨折

特徴
- 転子部から骨幹部の移行部の間での骨折である．
- 交通事故や転落などで発生することが多い．
- 発生頻度は青壮年者が最も高く，高齢者にも起こる骨折である．
- この部位は腫瘍の好発部位であるため，病的骨折との鑑別が必要である．

症状
- 大腿骨骨幹部近位1/3部骨折の骨片転位に類似する．

図I-2-3　左大腿骨大転子骨折

図I-2-4　ルドルフ徴候
　端坐位で，患側股関節を自動屈曲させると小転子に付着する腸腰筋が作用しないため，股関節屈曲ができない状態をいう．

重要ポイント＋　大腿骨近位端部骨折の骨折線の分布例

a. 大腿骨転子部骨折：骨折線の前面は腸骨大腿靱帯付着部の関節包外を走行することが多い．後面は小転子から大転子まで走行する場合や，小転子から大転子遠位を走行する．大腿骨頸部の内下方からは，骨折線がV字状に見える．多くは関節包外骨折であるが，骨折型によっては，骨折線の前面が腸骨大腿靱帯付着部の関節包に沿って走行することがあるため，関節包外骨折とは言い切れない．

b. 頸基部骨折：骨折線は関節包の内外にまたがる骨折である．骨折線の前方部は，転子間線より近位である関節包内から，後方は転子間窩より遠位である関節包外を走行する．したがって，骨折線が頸部前方から後下方に走行する斜骨折のため，この骨折の判断は前額面ではできない．

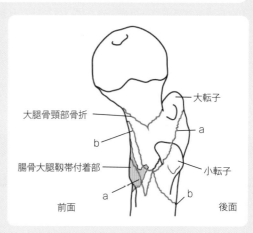

右大腿骨頸部の内下方よりみた骨折線の分布例

(2) 大腿骨骨幹部骨折

ポイント● 骨片転位

予想問題 2-14 □□□

大腿骨骨幹部近位 1/3 部骨折で正しい組合せはどれか．

　　　　〔近位骨片〕　　　　〔遠位骨片〕
1. 屈曲・内転・内旋 ── 内上方・短縮
2. 屈曲・外転・内旋 ── 外上方・短縮
3. 屈曲・外転・外旋 ── 内上方・短縮
4. 屈曲・内転・外旋 ── 外上方・短縮

　大腿骨骨幹部近位 1/3 部の骨折の近位骨片は，腸腰筋・小，中殿筋・大殿筋，外旋筋群の作用によって，屈曲・外転・外旋に転位する．遠位骨片は，内転筋群・ハムストリングスの作用で，内上方に転位し，短縮する．

【解答】3

予想問題 2-15 □□□

大腿骨骨幹部骨折で正しいのはどれか．
1. 中央 1/3 部骨折の遠位骨片は後上方・短縮する．
2. 遠位 1/3 部骨折での遠位骨片の後方転位はハムストリングスが関与する．
3. 中央 1/3 部骨折の近位骨片は屈曲・外転する．
4. 遠位 1/3 部骨折の近位骨片は屈曲・内転する．

1. 中央 1/3 部骨折の遠位骨片はハムストリングスの作用で後上方・短縮する．
2. 遠位 1/3 部骨折での遠位骨片における後方転位は腓腹筋が関与する．
3. 中央 1/3 部骨折の近位骨片は腸腰筋・内転筋群の作用で屈曲・内転する．
4. 遠位 1/3 部骨折の近位骨片は屈曲・伸展，内・外転，内・外旋のほぼ中間位となる．

【解答】1

ポイント● 症状・治療上の留意点・予後・合併症

予想問題 2-16 □□□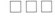

大腿骨骨幹部骨折で誤っているのはどれか．
1. 小児では過成長を考慮する．
2. 斜骨折は再転位しやすい．
3. 下肢は外見上内旋する．
4. 短縮転位は 3 cm 未満にとどめる．

　大腿骨骨幹部骨折の骨折部以下は筋の作用によって外見上外旋する．成人の骨折では，短縮転位が 3 cm を超えると骨盤で代償ができず跛行を呈するため短縮転位に注意する．小児では過成長を考慮し 1 cm 程度の短縮転位を残したまま固定する．斜骨折は再転位しやすいが，わずかな側方転位や，屈曲転位は自家矯正される．

【解答】3

予想問題 2-17 □□□

大腿骨骨幹部骨折の合併症で誤っているのはどれか．
1. 脂肪塞栓症
2. 変形治癒
3. 膝関節拘縮
4. 大腿骨頭無腐性壊死

1. 脂肪塞栓症とは，骨折部から流出した骨髄脂肪が損傷された血管内に入り，肺や脳などの血管を塞栓することをいう．骨盤骨折や大腿骨骨折などで発生することが多い．
2. 大腿骨骨幹部骨折は筋の付着部が多く，その作用で著明な転位を認める．とくに斜骨折では，正しく整復されても再転位することが多いため，変形治癒の要因になる．
3. 長期のギプス固定は関節拘縮や筋力低下の要因になるため，髄内釘手術などの観血療法が行われる．手術翌日より膝関節可動域訓練や，大腿四頭筋訓練を開始する．
4. 大腿骨頭無腐性壊死は，大腿骨頚部骨折や股関節脱臼後に発生する合併症である．

【解答】4

> 重要ポイント

(2) 大腿骨骨幹部骨折

好発年齢
- 20〜50歳の青壮年に比較的多いが,小児もまれでない.

発生機序

> 直達外力(横骨折,斜骨折,粉砕骨折),介達外力(斜骨折,ラセン状骨折).

- 直達外力:激突・轢傷・転落などで横骨折,横骨折に近い斜骨折,外力が大きいと粉砕骨折となる.
- 介達外力:屈曲力や捻転力によって発生し,斜骨折やラセン状骨折となり,ときに第三骨片が生じる.

骨片転位

> 中央1/3部骨折が最も多い.

表Ⅰ-2-5 各骨折における骨片転位の比較

	近位1/3部骨折	中央1/3部骨折	遠位1/3部骨折
分類	中・小殿筋／腸腰筋／大殿筋／外旋筋群／内転筋群	中・小殿筋／腸腰筋／内転筋群	腓腹筋
近位骨片 (関与する筋肉)	屈曲(腸腰筋) 外転(中・小殿筋) 外旋(大殿筋・外旋筋群)	屈曲(腸腰筋) 内転(内転筋群) ※内転筋と外転筋が つりあうと中間位	中間位
遠位骨片 (関与する筋肉)	内上方(内転筋群) 短縮(ハムストリングス)	後上方・短縮 (ハムストリングス)	後方(腓腹筋) 短縮(ハムストリングス)

症状

> 下肢は外旋.

- 外観上,下肢は外旋し,その機能は消失する.
- 腫脹,内出血,下肢の短縮による変形から異常膨隆を呈する.
- 遠位端部の近位で発生した骨折は,大腿骨頭上屈曲型骨折の転位に類似する.

治療上の留意点

> 小児は過成長.

- 斜骨折は正しく整復されても再転位の傾向が強い.
- 短縮転位は3cm未満にとどめないと外見上明らかな跛行を認める.
- 小児は将来の過成長を考慮し,1cm程度の短縮転位を残したまま固定する.

予後・合併症
- 大腿部の変形治癒,下肢の短縮
- 膝関節拘縮,偽関節・遷延治癒,異所性骨化

(3) 大腿骨遠位端部骨折

1）大腿骨顆上骨折

ポイント● 分類・骨片転位

予想問題 2-18 □□□

大腿骨顆上骨折で正しいのはどれか．

1. 伸展型骨折の骨折線は前方から後上方に走行する．
2. 屈曲型骨折の遠位骨片は近位骨片の後方に転位する．
3. 伸展型骨折の近位骨片は遠位骨片の前方に転位する．
4. 屈曲型骨折の骨折線は後方から前上方に走行する．

大腿骨顆上骨折は伸展型と屈曲型に分類される．伸展型骨折の骨折線は後方から前上方に走行する斜骨折となり，遠位骨片は骨折線に沿って近位骨片の前方へ転位する．一方，屈曲型骨折の骨折線は前方から後上方に走行する斜骨折となるため，遠位骨片は骨折線に沿って近位骨片の後方へ転位し短縮する．

【解答】2

ポイント● 症状・治療法

予想問題 2-19 □□□

大腿骨顆上骨折で誤っているのはどれか．

1. 膝窩動脈損傷を合併することがある．
2. 受傷早期より荷重歩行訓練を開始する．
3. 循環障害を認める場合は観血療法の適応となる．
4. 骨折部の前後径は増大する．

大腿骨顆上骨折は，骨片が前方や後方に転位するため前後径は増大する．膝窩動脈断裂や，開放性骨折，高度な転位を認める場合は観血療法となる．それ以外は保存療法の適応となる．歩行訓練は，骨癒合の状態を確認しながら松葉杖を利用し徐々に荷重する．早期の荷重歩行訓練は骨片の再転位の要因となる．

【解答】2

2）内側側副靱帯付着部の裂離骨折

ポイント● 発生機序・症状・治療法

予想問題 2-20 □□□

内側側副靱帯付着部の裂離骨折で誤っているのはどれか．

1. 内側半月の損傷を合併することがある．
2. 膝関節の外反強制で受傷する．
3. 膝関節軽度屈曲内転位で固定する．
4. 膝関節内反不安定性を認める．

内側側副靱帯深層線維は内側半月と連結しているため，膝関節の外反強制が起こると内側側副靱帯損傷や付着部の裂離骨折を起こすとともに，内側半月損傷を合併することがある．内側側副靱帯は，膝関節の外反を制動しているため，裂離骨折が生じると膝関節の外反不安定性を伴うことが多い．固定は膝関節軽度屈曲位で行う．

【解答】4

重要ポイント

(3) 大腿骨遠位端部骨折

1) 大腿骨顆上骨折

発生機序

> 高齢者が膝関節屈曲位で転倒.

- 直達外力：交通外傷やスポーツ外傷など，強力な外力が大腿遠位部に加わり発生する．
- 介達外力：骨粗鬆症の高齢者が転倒した際に膝関節屈曲位で膝を強くつき，受傷する場合が多い．

分類・骨片転位

> 屈曲型（前方から後上方），伸展型（後方から前上方）．

表I-2-6　屈曲型骨折と伸展型骨折の比較

		屈曲型骨折	伸展型骨折
分類			
骨折線		前方から後上方	後方から前上方
転位	近位骨片	前内方（大内転筋，大腿四頭筋の作用）	後方
	遠位骨片	後方（腓腹筋の作用），短縮転位	前方

症状・合併症

> 症状（骨折部の前後径増大，下肢短縮），合併症（膝窩動脈損傷，脛骨・総腓骨神経損傷）．

- 関節血腫を認める．
- 骨折部の前後径は増大し，下肢の短縮を認める．
- 後方に転位した骨片で膝窩動脈や脛骨・総腓骨神経損傷を合併することがある．
- 膝窩部の拍動する血腫は膝窩動脈の断裂を疑う．

2) 内側側副靱帯付着部の裂離骨折（図I-2-5）

> 内側半月損傷を合併．

発生機序・症状
- 膝関節外反強制により発生する．
- 内側半月の損傷を合併することがある．
- 膝関節外反不安定性を認める．

治療法
- 膝関節軽度屈曲位で固定する．

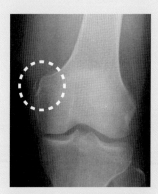

図I-2-5　内側側副靱帯付着部の裂離骨折

(3) 大腿骨遠位端部骨折

3) 大腿骨遠位骨端線離開

ポイント● 発生機序・分類・転位

予想問題 2-21　☐☐☐

大腿骨遠位骨端線離開で正しいのはどれか．

1. Salter-Harris 分類のⅠ型が多い．
2. 伸展型の大腿骨遠位骨幹端部は前方に転位する．
3. 屈曲型の骨端部は後方へ転位する．
4. 5〜8歳の小児に多い．

1. Salter-Harris 分類のⅡ型が多い．
2. 伸展型の近位骨片（大腿骨遠位骨幹端部）は後方へ，遠位骨片（骨端部）は前上方へ転位する．
3. 屈曲型の近位骨片（大腿骨遠位骨幹端部）は前方へ，遠位骨片（骨端部）は後方へ転位する．
4. 8〜10歳の小児に多い．

【解答】3

ポイント● 転位・合併症

予想問題 2-22　☐☐☐

大腿骨遠位骨端線離解で正しいのはどれか．2つ選べ．

1. 外転型の骨端部は内方へ転位する．
2. 屈曲型の骨端部は前方へ転位する．
3. 伸展型では膝窩動脈損傷に注意する．
4. 成長障害により患側は健側と比較し下肢長差を認める．

1. 膝関節伸展位で外側から大腿遠位端に外力が加わると外反強制され，骨端部は外方へ転位する．
2. 屈曲型の大腿骨遠位骨幹端部は前方へ，骨端部は後方へ転位する．
3. 伸展型の大腿骨遠位骨幹端部は骨端部の後方へ転位するため膝窩動脈の損傷を起こすことがある．
4. 骨端軟骨の早期閉鎖が起きると，成長障害により健側と比較し患側の下肢は短縮する．

【解答】3・4

4) 大腿骨顆部骨折

ポイント● 発生機序・骨折線・転位

予想問題 2-23　☐☐☐

大腿骨顆部骨折で誤っているのはどれか．

1. 外顆骨折の骨片は外上方へ転位する．
2. 関節外骨折である．
3. 内顆骨折は膝関節伸展位で強力な軸圧と内反が強制され発生する．
4. 外顆骨折は外反膝となる．

1. 4. 大腿骨外顆骨折の骨折線は，顆間窩から外側上顆近位の外上方へ走行し，骨片も骨折線に沿って外上方へ転位するため，外反膝となる．一方，大腿骨内顆骨折の骨折線は，顆間窩から内側上顆近位の内上方へ走行し，骨片も骨折線に沿って内上方へ転位するため，内反膝となる．
2. 大腿骨顆部骨折の骨折線は大腿骨遠位端部の関節面である顆間窩に及んでいるため，関節内骨折となる．
3. 介達外力による大腿骨顆部骨折の発生は，膝関節伸展位で強力な軸圧と内反が強制された場合，内顆骨折となり，軸圧と外反が強制されたときは外顆骨折となる．

【解答】2

重要ポイント

（3）大腿骨遠位端部骨折

3）大腿骨遠位骨端線離開

発生機序・分類・転位

> Salter-Harris 分類Ⅱ型．

- 8〜10歳の小児に多い．
- Salter-Harris 分類のⅡ型が多い．

合併症

> 膝窩動脈損傷．

- 膝窩動脈損傷
- 成長障害

表Ⅰ-2-7　分類別特徴

		伸展型	屈曲型	外転型
分類				
発生機序		膝関節伸展位で前方から大腿骨遠位に外力が加わる．	膝関節屈曲位で前方から大腿骨顆部に外力が加わる．	膝関節伸展位で外側から大腿遠位端に外力が加わる．
転位	大腿骨遠位骨幹端部	後方	前方	―
	骨端部	前上方	後方	外方

4）大腿骨顆部骨折

発生機序・骨折線・骨片転位

- 関節内骨折である．

表Ⅰ-2-8　分類別特徴

	内顆骨折	外顆骨折
分類		
介達外力による発生機序	膝関節伸展位で強力な軸圧	
	内反強制	外反強制
骨折線	顆間窩から内側上顆近位の内上方へ走行	顆間窩から外側上顆近位の外上方へ走行
骨片転位	内顆は内上方へ転位	外顆は外上方へ転位

症　状

> 外顆骨折（外反膝）．内顆骨折（内反膝，関節不安定性）．

- 高度な関節血腫と高度な腫脹を認める．
- 関節包断裂，十字靱帯断裂，半月損傷により関節不安定性を認める．
- 外顆骨折は外反膝，内顆骨折は内反膝を呈する．

(4) 膝蓋骨骨折

ポイント● 分類・発生機序

予想問題 2-24

膝蓋骨骨折の発生機序と骨折型の組合せで正しいのはどれか．

1. 介達外力 —— 前額面骨折
2. 直達外力 —— 骨軟骨骨折
3. 介達外力 —— 横骨折
4. 直達外力 —— 裂離骨折

1．3．介達外力による受傷は大腿四頭筋の牽引力により横骨折が多い．
2．4．直達外力では横骨折，縦骨折，粉砕骨折が多い．骨軟骨骨折は，膝蓋骨脱臼の整復時に，膝蓋骨関節面が大腿骨関節面と衝突し，剥離した骨折である．

【解答】3

ポイント● 転位・症状

予想問題 2-25

膝蓋骨骨折で誤っているのはどれか．

1. 腱膜下骨折では膝関節の伸展力が著しく低下する．
2. 近位骨片は大腿四頭筋の作用で上方へ転位する．
3. 腱膜損傷を伴う場合は骨折部が離開し陥凹を触知する．
4. 直達外力では膝関節前面に皮膚損傷を認める．

腱膜損傷を伴う骨折（腱膜離断完全骨折）では，近位骨片は大腿四頭筋の作用によって上方へ転位するため，骨折部の離開を認め，陥凹を触知する．また，転倒などで膝関節前面を強くついた場合は，膝蓋骨周囲に皮膚損傷を伴う．腱膜損傷を伴わない骨折は，骨片の転位は軽度であり，膝関節の伸展力は保たれることが多い．

【解答】1

予想問題 2-26

膝膝蓋骨骨折で誤っているのはどれか．2つ選べ．

1. 転位が著明な場合は体表から陥凹を触知する．
2. 腱膜下骨折では膝関節の伸展力は著しく障害される．
3. 骨軟骨骨折は膝蓋骨脱臼時に発生しやすい．
4. 大腿四頭筋の作用によって近位骨片は上方へ転位する．

腱膜離断完全骨折では，膝蓋骨が骨折すると同時に膝蓋骨周囲を覆っている膝蓋腱膜の断裂が発生する．近位骨片は大腿四頭筋の作用によって上方へ転位するため，遠位骨片との間は離開され，陥凹を触知する．骨折端の離開を認める場合は，膝関節の伸展が著しく障害される．骨軟骨骨折は，膝蓋骨脱臼の整復時に発生することが多い骨折である．

【解答】2・3

ポイント● 治療法・合併症

予想問題 2-27

膝蓋骨骨折で誤っているのはどれか．

1. 膝関節軽度屈曲位で固定する．
2. 腱膜損傷を伴う場合は観血療法の適応となる．
3. 8週固定する．
4. 分裂膝蓋骨との鑑別が必要である．

軽度の転位の場合は膝関節軽度屈曲位とし，シリンダーキャストや絆創膏およびリング固定などで固定する．4～5週の固定を要するため，膝関節の拘縮などに注意する．分裂膝蓋骨は，大腿四頭筋の牽引負荷が繰り返し膝蓋骨の骨化核に作用して発生する．したがって，膝蓋骨の骨化核を認める12～16歳の成長期の男子での発症が多く，膝蓋骨に疼痛を認め，単純X線像において膝蓋骨の分裂を認めた場合は有痛性分裂膝蓋骨と診断される．成人の場合は，膝の痛みで受診し偶然発見されることが多い．近年では成長期のスポーツ障害として認知されており，成長期に発見された際は骨癒合を求めて治療を行う．なお，疼痛を伴わず発見された場合は，有痛性分裂膝蓋骨ではなく，分裂膝蓋骨である．

【解答】3

重要ポイント

（4）膝蓋骨骨折

分類
- 横骨折（図Ⅰ-2-6）
- 縦骨折（図Ⅰ-2-7）
- 粉砕骨折
- 裂離骨折
- 前額面骨折
- 骨軟骨骨折

発生機序

> 横骨折．大腿四頭筋の牽引．

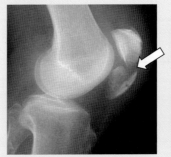
図Ⅰ-2-6　膝蓋骨横骨折

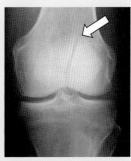
図Ⅰ-2-7　膝蓋骨縦骨折

- 直達外力：横骨折，縦骨折，粉砕骨折が多い．
- 介達外力：大腿四頭筋の牽引により横骨折となる．

転位・症状

> 腱膜離断完全骨折（近位骨片：上方転位），腱膜下骨折（膝関節伸展可能）．

- 膝蓋腱膜損傷の有無により転位や症状が異なる．
- 膝蓋腱膜損傷を伴う場合（腱膜離断完全骨折）
  - 膝関節の腫脹と疼痛は著明である（図Ⅰ-2-8）．
  - 大腿四頭筋の作用で近位骨片が上方へ転位する．
  - 骨折部が離開し，陥凹を触知する．
  - 膝関節の伸展が著しく障害される．
- 膝蓋腱膜損傷を伴わない場合（腱膜下骨折）
  - 一般的に骨片の転位や，症状は軽度である．
  - 膝関節の伸展は可能なことが多い．
  - 骨軟骨骨折は膝蓋骨脱臼の整復時に発生することが多い．
- 直達外力での受傷は，膝前面に挫創を認めることが多い（図Ⅰ-2-8）．

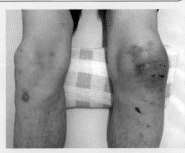
図Ⅰ-2-8　左腱膜離断完全骨折の外観
転倒し，左膝関節前面より強くついたため，膝蓋骨前面や周囲に挫創を認める．腫脹は著明である．

治療法・合併症

> 膝関節軽度屈曲位．4～5週固定．腱膜離断完全骨折は観血療法．

- 腱膜下骨折は膝関節軽度屈曲位とし，シリンダーキャストやリング固定などで4～5週固定する．
- 腱膜離断完全骨折は観血療法の適応となることが多い．
- 長期の固定を要するため，膝関節の拘縮や大腿四頭筋の萎縮に注意する．

分裂膝蓋骨（図Ⅰ-2-9）

特徴
- 男性に多く，12～16歳頃の成長期に好発し，ジャンプやランニング動作で疼痛を認める．
- 大腿四頭筋の牽引負荷が繰り返しかかり，膝蓋骨の骨化核の癒合を阻害する．
- 発生時に発見された場合は，分裂部の癒合を求めスポーツ活動を制限し，大腿四頭筋のタイトネスを減少させるためストレッチングなどを行う．
- 発生期を過ぎ成人に認めた場合，偽関節となった分裂膝蓋骨は無症状な場合が多い．

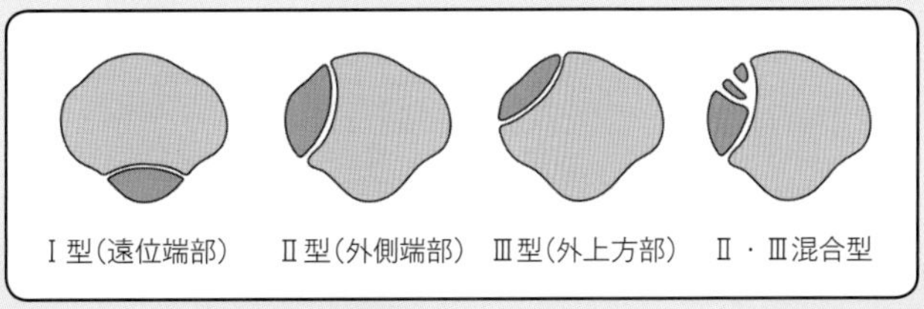

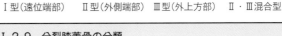

Ⅰ型（遠位端部）　Ⅱ型（外側端部）　Ⅲ型（外上方部）　Ⅱ・Ⅲ混合型

図Ⅰ-2-9　分裂膝蓋骨の分類
外上方部にみられるⅢ型が多い．

(5) 下腿骨近位端部骨折

1) 脛骨顆部骨折

ポイント● 発生機序

予想問題 2-28 ☐☐☐

骨折の原因で誤っているのはどれか．

1. 脛骨内顆骨折 ─── 脛骨長軸の圧挫と内転位強制される
2. 脛骨顆部の骨挫傷 ─── 脛骨の回旋の強制が加わる
3. 脛骨外顆骨折 ─── 脛骨長軸の圧挫と外転位強制される
4. 脛骨両顆骨折 ─── 脛骨長軸の圧挫が内顆と外顆に同時に衝撃が加わる

脛骨顆部骨折は，高所からの転落などによって脛骨長軸に外力が作用し受傷する．その際，外転位強制された場合は外顆骨折，内転位強制では内顆骨折が発生する．脛骨両顆骨折においては，外顆・内顆が同時に衝撃を受け発生する．脛骨顆部の骨挫傷は，相手と接触することが多いスポーツ競技において，相手の膝などの直達外力が脛骨顆部に加わり発生する．骨挫傷は，単純X線像で明らかな骨折線を認めない微小骨折をいい，MRI検査のみ描出が可能である．MRI像では，骨挫傷が認められる脛骨顆部にびまん性の信号領域として描出される．

[解答] 2

ポイント● 骨折線・転位・症状

予想問題 2-29 ☐☐☐

脛骨内顆骨折で誤っているのはどれか．

1. 内反膝変形を起こす．
2. 関節内骨折である．
3. 内側側副靱帯損傷を合併する．
4. 著明に関節内血腫を認める．

1. 3. 内顆骨折では，脛骨長軸の圧挫と内転位強制により受傷する．そのため，骨折側が下方に転位するため内反膝変形を起こし，反対側の外側側副靱帯は緊張し断裂を伴うことが多い．
2. 4. 骨折線は，脛骨近位関節面の中央を貫通し関節内骨折となり，関節内血腫を認める．関節穿刺を行うと骨折を伴う場合は脂肪滴が認められる．

[解答] 3

ポイント● 治療法

予想問題 2-30 ☐☐☐

脛骨顆部骨折の治療法で正しいのはどれか．

1. 固定期間中は絶対安静とする．
2. 脛骨近位関節面の陥没は変形性関節症の要因となる．
3. 転位著明であっても自家矯正されるため保存療法の適応となる．
4. 受傷後早期より機能回復訓練を行う．

1. 長期固定により筋が萎縮をするため，固定期間中であっても大腿四頭筋の等尺性収縮訓練を行う．
2. 脛骨近位関節面は高所からの転落の衝撃で圧挫され，陥没することが多い．また，骨折側に下腿軸が偏位し，内外反膝となるため，変形性関節症の要因となる．
3. 関節内骨折のため，自家矯正されることはない．転位著明な場合は観血療法の適応となる．
4. 受傷後7～8週より機能回復訓練を行う．

[解答] 2

重要ポイント

（5）下腿骨近位端部骨折

1）脛骨顆部骨折

発生機序

> 外顆骨折（外転位強制），内顆骨折（内転位強制）．

- 高所からの転落によって脛骨長軸に軸圧を受けて発生する．
  - ・外顆骨折：外転位強制
  - ・内顆骨折：内転位強制
  - ・両顆骨折：外顆・内顆が同時に衝撃を受ける．
- 骨挫傷は，スポーツ活動時に相手の膝などの直達外力が脛骨顆部に加わり発生する．

骨折線と転位

> 外顆骨折（外反膝，腓骨頭骨折合併），内顆骨折（内反膝）．

- 骨折線：脛骨近位関節面の中央部を貫通するように走行する．
- 変形：下腿軸は骨折側に偏位する．

表Ⅰ-2-9　各骨折の変形と骨片転位

分類	外顆骨折	内顆骨折	両顆骨折	骨挫傷
膝の変形	外反膝	内反膝	—	海綿骨の微細な骨折のため，骨片転位はない．また膝の変形や腓骨頭骨折の合併も認めない．
骨片	下後方へ転位			
腓骨頭骨折	合併する	合併しない	転位の程度による	
側副靱帯損傷	内側側副靱帯	外側側副靱帯	—	

症状

> 関節内骨折．骨折側と反対側の靱帯断裂を合併．

- 膝関節の腫脹や関節内血腫を認める．
- 関節内骨折となる．
- 膝関節の側方不安定性を認める．
- 骨折とは反対側の靱帯断裂を合併する．

治療法

> 大腿四頭筋の等尺性収縮訓練．

- 転位が認めない場合や，軽度転位の場合は副子固定とする．
- 血腫が高度な場合や，脛骨関節面の陥没を認め，整復困難な場合は観血療法の適応となる．
- 受傷後，7～8週より機能回復訓練を徐々に開始する．
- 固定期間中から大腿四頭筋の等尺性収縮訓練を行う（筋萎縮予防）．

(5) 下腿骨近位端部骨折

2) 脛骨顆間隆起骨折
ポイント● 特徴・発生機序・症状・治療法

予想問題 2-31 □□□

脛骨顆間隆起骨折で正しいのはどれか.

1. 好発年齢は 20 歳前後である.
2. 膝関節の前方不安定性を認める.
3. ワトソン・ジョーンズ（Watson-Jones）の分類が用いられる.
4. 膝関節伸展位で固定する.

1. 10 歳前後の小児に好発する.
2. 前十字靱帯付着部の裂離骨折のため，膝関節前方不安定性を認めることが多い.
3. メイヤー・マッキーバー分類が用いられる. ワトソン・ジョーンズの分類が用いられるのは脛骨粗面骨折である.
4. 膝関節軽度屈曲位で 4～8 週固定する.

【解答】2

3) 脛骨粗面骨折
ポイント● 特徴・発生機序・症状・鑑別診断・治療法

予想問題 2-32 □□□

脛骨粗面骨折で誤っているのはどれか.

1. オスグッド・シュラッター（Osgood-Schlatter）病と鑑別が必要である.
2. 13～18 歳の男子に多い.
3. 交通事故などで発生することが多い.
4. 膝関節の伸展力が著しく低下する.

脛骨粗面骨折は，スポーツ外傷として発生することが多く，陸上競技の踏み切りや，ジャンプ動作の着地などで発生する. 好発年齢は，脛骨近位端部骨端線癒合完了前の 13～18 歳の男子であるが，鑑別診断が必要なオスグッド・シュラッター病も 10 歳代前半に多い. そのため，発生機序や症状，単純 X 線写真などで注意深く評価する必要がある. 骨折が発生すると，脛骨粗面が裂離するため，膝関節の伸展力が著しく低下する.

【解答】3

4) 腓骨頭単独骨折
ポイント● 特　徴

予想問題 2-33 □□□

腓骨頭単独骨折で誤っているのはどれか.

1. 腓骨神経麻痺を合併する.
2. 単独骨折が多い.
3. 膝関節が内転強制され大腿二頭筋の牽引力で発生する.
4. 大腿中央より MTP 関節近位まで固定する.

脛骨外顆骨折に合併し，単独で骨折することはまれである. 単独の骨折では，膝関節が強く内転された際，外側側副靱帯や大腿二頭筋の牽引によって裂離する. 転位軽度の場合は，膝関節軽度屈曲位で大腿中央より MTP 関節近位まで固定する.

【解答】2

重要ポイント

（5）下腿骨近位端部骨折

2）脛骨顆間隆起骨折

特徴・発生機序

> 10歳前後の小児．メイヤー・マッキーバー分類．

- 骨端線離開の発生では，10歳前後の小児に多い．
- 二輪車の交通事故での発生では15歳以上にも発生する．
- 前十字靱帯の過緊張により裂離骨折を起こす．
- メイヤー・マッキーバー（Meyers & McKeever）分類が用いられ，3型4種に分類する．

症状

> 前方引き出し徴候．

- 関節内血腫を認める．
- 膝関節の前後方の不安定性を認める（前方引き出し徴候，あるいは後方引き出し徴候陽性）．
- 骨片が大腿骨と脛骨間に嵌頓し，運動制限を認める場合がある．

治療法

- 転位が軽度な場合は，膝関節軽度屈曲位で4～8週固定する．
- Ⅲ型は観血療法となる．

3）脛骨粗面骨折

特徴・発生機序

> 13～18歳の男子．ワトソン・ジョーンズ分類．

- 強力な大腿四頭筋の牽引力によって脛骨粗面部または骨端線部に裂離や離開をきたす骨折である．
- 発生頻度は少ないが，陸上競技の踏み切り動作や，ジャンプ動作の着地などで発生する．
- 13～18歳（脛骨近位端部骨端線癒合完了前期）の男子に多い．
- ワトソン・ジョーンズ（Watson-Jones）の分類が用いられ，3型に分類する．

症状・鑑別診断

> 膝関節伸展力は減弱．オスグッド・シュラッター病．

- 膝関節の伸展力は減弱し，脛骨粗面部に異常隆起を触知する．
- 症状が軽度の場合はオスグッド・シュラッター（Osgood-Schlatter）病と鑑別する．

治療法

- 大腿近位部からMTP関節近位まで固定する．

4）腓骨頭単独骨折

特徴

- 多くは脛骨外顆骨折に合併し，単独骨折はまれである．
- 単独骨折の場合は，膝関節が内反強制され，外側側副靱帯や大腿二頭筋の牽引力によって発生する．
- 不全骨折や転位軽度の場合は，膝関節軽度屈曲位とし，大腿中央よりMTP関節近位まで固定する．
- 腓骨神経麻痺に注意する．

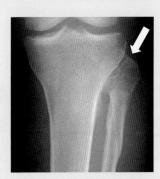

図Ⅰ-2-10　腓骨頭単独骨折

(6) 下腿骨骨幹部骨折

1) 脛腓両骨骨折および脛骨単独骨折

ポイント●　特　徴

予想問題 2-34　☐☐☐

下腿骨骨幹部骨折で誤っているのはどれか．

1. 脛腓両骨骨折よりも脛骨単独骨折が多い．
2. 中央・遠位 1/3 境界部での骨折が多い．
3. 開放性骨折となりやすい．
4. 疲労骨折が起きやすい．

1．2．脛骨中央・遠位 1/3 境界部が骨折するとついで腓骨も骨折するため，脛骨単独骨折よりも脛腓両骨骨折が多い．
3．脛骨前面は，皮下の直下に位置するため，開放性骨折になりやすい．
4．下腿骨疲労骨折はジャンプやランニングなど繰り返し加わる外力を受けた場合などに発生しやすい．

【解答】1

ポイント●　発生機序と骨片転位

予想問題 2-35　☐☐☐

脛腓両骨骨折で正しいのはどれか．

1. 定型的骨折での骨折線は前外方から後内上方に走行する．
2. 介達外力によるラセン骨折では腓骨よりも脛骨が高位で骨折する．
3. 直達外力による横骨折では両骨の骨折部位は同高位となる．
4. 近位・中央 1/3 境界部に好発する．

1．定型的骨折は，骨折線より遠位部では足部が固定された状態で外旋の捻転力が働き，骨折線より近位部では，逆方向の内旋の捻転力が加わり受傷する．したがって，骨折線は脛骨中央・遠位 1/3 境界部の内側からはじまり，腓骨の近位部に向かって走行するため，前内方から後外上方に走行する．
2．3．直達外力で受傷した場合は同高位で骨折する．介達外力による受傷では脛骨よりも腓骨が高位で骨折する．
4．脛骨中央・遠位 1/3 境界部に好発する．

【解答】3

予想問題 2-36　☐☐☐

脛腓両骨骨折で正しいのはどれか．2つ選べ．

1. 前方凹変形になることが多い．
2. 遠位骨片は後内上方に転位する．
3. 近位骨片は前外方に転位する．
4. 反張下腿の変形を残しやすい．

定型的骨折では，近位骨片は前内方へ，遠位骨片は後外上方に転位するため，内方凸，前方凹の反張型下腿屈曲変形となる．下腿骨は被覆軟部組織が薄い．そのため，骨片の転位が著明な場合は，骨折端が皮膚を貫通して開放性骨折になることもある．

【解答】1・4

予想問題 2-37　☐☐☐

脛腓両骨骨折の定型的骨折で正しいのはどれか．

1. 前方凸の弯曲を示す．
2. 定型的骨折での骨折線は前内方から後外下方に走行する．
3. 内方凸の屈曲転位となる．
4. 近位骨片は前外方に転位する．

定型的骨折は，骨折線より遠位部では足部が固定された状態で外旋力が働き，骨折部より近位部は，逆方向の内旋力が働き骨折する．骨折線は脛骨の前内方から始まり，後外上方へ走行し，ラセン状骨折や斜骨折になる．遠位骨片は骨折線に沿って後外上方へ，近位骨片は前内方に転位するため，内方凸の屈曲転位，前方凹の弯曲になる．

【解答】3

重要ポイント

(6) 下腿骨骨幹部骨折

1) 脛腓両骨骨折および脛骨単独骨折

特　徴

> 脛腓両骨骨折．脛骨中央・遠位 1/3 境界部．開放性骨折．

- 脛骨単独骨折よりも脛腓両骨骨折が多い．
- 脛骨中央・遠位 1/3 境界部に好発し，脛骨が骨折すると，ついで腓骨も骨折する（定型的骨折）．
- 疲労骨折を起こしやすい．
- 開放性骨折となりやすい．

発生機序と骨片転位

> 直達外力（横骨折，骨折線は同高位）．介達外力（骨折線：前内方から後外上方）．反張型下腿屈曲変形．

表 I-2-10　直達外力と介達外力での骨折の相違

	直達外力	介達外力
発生機序	● 交通事故や重量物の落下などで受傷する．	● スポーツ時の転倒などで，足部に強い捻転力や，足部を固定した状態で体幹の捻転で発生する．
骨折線および骨折部位	● 横骨折または横骨折に近い斜骨折で，脛骨と腓骨ではほとんど同高位で骨折する（図 I-2-11）．	● 定型的骨折は前内方から後外上方に向かう斜骨折あるいはラセン状骨折となる． ● 脛骨よりも腓骨のほうが高位で骨折する（図 I-2-12）．
転位	● 凹側に楔状骨片を伴う．	● 近位骨片は前内方に，遠位骨片は後外上方に転位し，内方凸の屈曲転位，前方凹の弯曲を示す．
	反張型下腿屈曲変形になる（図 I-2-13）．	

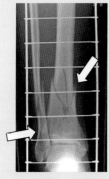

図 I-2-11　直達外力による下腿骨両骨骨幹部骨折

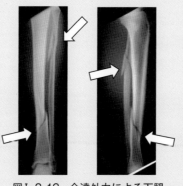

図 I-2-12　介達外力による下腿骨両骨骨幹部骨折

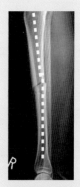

図 I-2-13　反張型下腿屈曲変形

(6) 下腿骨骨幹部骨折

ポイント● 症　状

予想問題 2-38

下腿骨骨幹部骨折で誤っているのはどれか.

1. 小児の骨膜下骨折は異常可動性を認めない.
2. 腫脹が高度なものでは水泡形成がみられる.
3. 足部は内側を向くことが多い.
4. 歩行不能となる.

1. 異常可動性は完全骨折に認められることが多い. 小児の不全骨折である骨膜下骨折や若木骨折では, 異常可動性は認めない.
2. 腫脹は, 骨折後の短時間で著明に出現する. 皮膚は光沢を呈し水疱を形成することもある.
3. 4. 定型的骨折は, 骨折線より遠位部では足部が固定された状態で外旋の捻転力が働き, 骨折線より近位部では, 逆方向の内旋の捻転力が加わり受傷する. 骨折線は脛骨中央・遠位 1/3 境界部の前内側からはじまり, 腓骨近位部の後外上方に向かい走行するため, 遠位骨片は骨折線に沿って後外上方に転位する. したがって, 近位骨片が前内方, 遠位骨片は後外上方に転位し, 足部は外旋の捻転力が働くため外方へ向く. また, 異常可動性や変形も認められるため, 荷重ができず歩行は不能となる.

【解答】3

ポイント● 固定法・固定期間・後遺症

予想問題 2-39

脛腓両骨骨折の後遺症とその原因との組合せで誤っているのはどれか.

1. 尖足位拘縮 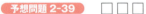 足関節底屈位固定
2. 変形治癒 ── 反張下腿
3. 筋萎縮 ──── 長期免荷
4. 偽関節 ──── 近位・中央 1/3 境界部骨折

1. 整復後に行う足関節軽度底屈位での長期固定は, 尖足拘縮をもたらす.
2. 整復が不十分で転位が残存した場合や, 斜骨折の場合は固定保持が困難で反張下腿が生じやすい.
3. 長期固定や免荷は, 筋萎縮を招く. 荷重や歩行などの早期運動療法を目的とした PTB キャスト固定などで筋萎縮を予防する.
4. 偽関節が発生しやすいのは, 中央・遠位 1/3 境界部骨折である. この部位は栄養血管が少なく, 血流供給に乏しいため, 偽関節や遷延治癒が発生しやすい.

【解答】4

予想問題 2-40

下腿骨骨幹部骨折で正しいのはどれか. 2つ選べ.

1. PTB キャスト固定は早期荷重可能な固定法である.
2. 中央・遠位 1/3 境界部骨折は 4 週で骨癒合する.
3. 足関節底背屈 0°で固定する.
4. 大腿中央部より MTP 関節近位部まで固定する.

1. 膝関節軽度屈曲位, 足関節軽度底屈位で行う PTB キャスト固定は, 早期荷重や歩行を目的として行う.
2. 中央・遠位 1/3 境界部骨折は栄養血管が少なく, 血液供給に乏しいため, 骨癒合までの期間が長く, 約 12 週固定を要する.
3. 足関節の固定肢位は軽度底屈位で行う.
4. 固定初期の固定範囲は, 大腿中央部より MTP 関節近位部までとし, 時間の経過とともに下腿近位端から MTP 関節近位部までの PTB キャストなどに変更していく.

【解答】1・4

重要ポイント

（6）下腿骨骨幹部骨折

1）脛腓両骨骨折および脛骨単独骨折

症　状

> 小児骨膜下骨折．

- 起立・歩行不能となる．
- 腫脹が高度の場合は水泡を形成する．
- 小児の骨膜下骨折や成人の亀裂骨折では，腫脹は軽度で，変形や異常可動性は認めず，打撲と誤診されやすい（図Ⅰ-2-14）．

固定法・固定期間

> 足関節軽度底屈位．PTBキャスト．

- 固定範囲：大腿中央部よりMTP関節近位部まで
- 固定肢位：膝関節軽度屈曲位，足関節軽度底屈位
- 固定期間：8〜10週間固定する．中央・遠位1/3境界部骨折では12週間の固定を要する．
- 関節拘縮や筋萎縮を予防するために早期から荷重・歩行できるPTBキャストを行う（図Ⅰ-2-15）．

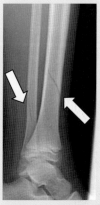
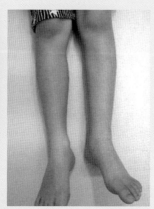

図Ⅰ-2-14　小児左脛腓両骨骨膜下骨折
腫脹は軽度で変形もみられない．

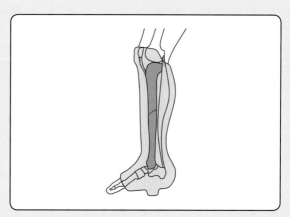

図Ⅰ-2-15　PTBキャスト
膝蓋腱や脛骨前面に荷重し，体重を乗せ早期より歩行可能な固定法である．関節拘縮や筋萎縮を予防する目的で行われる．

後遺症

> 反張下腿．偽関節．尖足位拘縮．

- 骨折部変形治癒：反張下腿，外反・内反下腿
- 足関節の尖足位拘縮：腓骨神経麻痺や底屈位固定
- 遷延治癒，偽関節：中央・遠位1/3境界部骨折で好発（図Ⅰ-2-16）．
- 筋萎縮
- 慢性浮腫

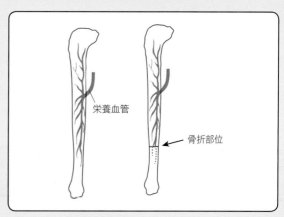

図Ⅰ-2-16　脛骨の栄養血管
中央・遠位1/3境界部は，栄養血管が少ない．この部で骨折すると血液供給が乏しいため，遷延治癒や偽関節を形成しやすい．

2　下肢の骨折

(6) 下腿骨骨幹部骨折

2) 腓骨骨幹部単独骨折
ポイント● 特徴・発生機序

予想問題 2-41 □□□

腓骨骨幹部単独骨折で誤っているのはどれか.
1. 歩行可能なことが多い.
2. 骨片の転位は著明である.
3. 直達外力で発生する.
4. 腓骨神経麻痺を残すことがある.

1. 腓骨骨幹部単独骨折の症状は軽微であることが多いため,脛骨が副子の役割となり歩行可能なことが多い.
2. 骨片の転位はほとんどないか軽度である.
3. 4. 直達外力によって発生することが多い骨折である.その外力が強力であった場合,腓骨神経は損傷し,修復されずに麻痺が残存することがある.

【解答】2

3) 下腿骨果上骨折
ポイント● 特徴・発生機序

予想問題 2-42 □□□

下腿骨果上骨折で正しいのはどれか.
1. 骨膜下骨折では歩行可能なことが多い.
2. 4週で固定除去する.
3. わずかな転位でも機能障害を残す.
4. 直達外力による受傷が多い.

1. 骨膜下骨折でも荷重や歩行が疼痛のため困難となる.
2. 4〜5週で歩行を許可し,7〜10週で固定除去する.
3. 転位が残存した場合は,脚長差が発生し,跛行を呈することが多いため,解剖学的整復が必要となる.
4. 多くは介達外力によって発生する.

【解答】3

4) 下腿骨疲労骨折
ポイント● 特徴・発生機序

予想問題 2-43 □□□

下腿骨疲労骨折で誤っているのはどれか.
1. 発症初期は単純X線写真にて骨折線が認められない.
2. 腓骨に多くみられる.
3. 10歳代に多い.
4. 骨に反復性の衝撃力が作用したとき発生する.

1. 発症初期は単純X線写真で骨折像などの変化を認めないことが多い.2〜3週経過後の単純X線像では,骨皮質の肥厚が認められるようになる.
2. 3. ジャンプやランニング動作を反復するような競技選手に多い.10歳代で,脛骨に好発する.
4. 骨に反復性の衝撃力が作用した際に,筋疲労により骨に加わる衝撃力の軽減作用が低下した場合などに発生する.

【解答】2

重要ポイント

（6）下腿骨骨幹部骨折

2）腓骨骨幹部単独骨折

> 直達外力．腓骨神経麻痺．

特徴・発生機序
- 直達外力で発生することが多く，横骨折や緩やかな斜骨折となる．
- 脛骨が副子の役割となるため，骨片の転位は軽度である．
- 症状は軽微で歩行可能なことが多い．
- 膝関節軽度屈曲位，足関節軽度底屈位で固定する．
- まれに腓骨神経麻痺を残す．

3）下腿骨果上骨折

特徴・発生機序
- 距腿関節近位の骨幹端付近の骨折で，脛骨単独骨折が多い（図I-2-17）．
- 介達外力による受傷が多い．
- 下腿遠位部に外反力が作用すると，遠位骨片は外上方へ転位する．
- 小児では骨膜下骨折が多い．
- 完全骨折は異常可動性や軋轢音を認め，骨膜下骨折でも荷重や歩行が困難となる．
- わずかな転位でも機能障害を残すため，解剖学的整復を行う．斜骨折は再転位しやすい．

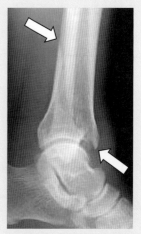

図I-2-17　下腿骨果上骨折

4）下腿骨疲労骨折

特徴・発生機序

> 10歳代．

- 脛骨が疲労骨折のなかで最も発生しやすく，10歳代に多い．
- 骨に反復性の衝撃力が作用して生じる．
- 筋疲労などで骨への衝撃力の作用が低下して生じる．
- 筋収縮の繰り返しにより，骨に過度の牽引力が加わり生じる．

症　状

> 受傷初期は，単純X線像での変化は認めない．

- 初期は患部の限局性圧痛を認めるが，単純X線像での変化は認めない．
- 2～3週後に骨折所見を認めることが多い．

分　類
- 脛骨疲労骨折
  ・近位中央1/3境界部（疾走型）骨折
  ・中央1/3部（跳躍型）骨折
  ・中央遠位1/3境界部（疾走型）骨折
- 腓骨疲労骨折
  ・近位1/3境界部（跳躍型）骨折
  ・遠位1/3境界部（疾走型）骨折（図I-2-18）

治療法
- スポーツ活動を中止し，安静を必要とする．
- 骨癒合の促進効果がある低出力超音波パルスを骨折部に照射する．

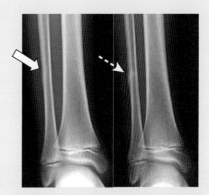

図I-2-18　腓骨遠位1/3境界部（疾走型）骨折

左図が受傷1週である（線矢印）．単純X線写真での変化はほとんど認めないが，右図は3週経過した画像で骨膜反応を認める（点線矢印）．

（7）下腿骨遠位端部骨折および足関節脱臼骨折

1）冠名骨折

ポイント● 特　徴

予想問題 2-44 □□□

ポット（Pott）骨折で発生しないのはどれか．

1. 内果骨折
2. 三角靱帯断裂
3. 前脛腓靱帯断裂
4. 外果骨折

ポット骨折は足関節内側で起こる三角靱帯断裂または内果骨折に，遠位脛腓関節断裂か前脛腓靱帯脛骨側付着部での裂離骨折，腓骨遠位骨幹部骨折を伴っている骨折をいう．したがって外果骨折はポット骨折では発生しない．

【解答】4

2）ラウゲ・ハンセン（Lauge-Hansen）の分類

ポイント● 特　徴

予想問題 2-45 □□□

ラウゲ・ハンセン分類で誤っているのはどれか．

1. 回内・外転損傷
2. 回外・内転損傷
3. 回内・内旋損傷
4. 回外・外旋損傷

ラウゲ・ハンセン分類は最初の用語（回内・回外）が足部の肢位で，2番目の用語（内転・外転・外旋）は下腿長軸に対する距骨の動きで，4型に分類される．回内・内旋損傷は，分類自体に含まれていない．回内・外転損傷，回外・内転損傷，回内・外旋損傷，回外・外旋損傷の4型に分類される．

【解答】3

ポイント● 発生機序・Stage 分類

予想問題 2-46 □□□

ラウゲ・ハンセン分類で遠位脛腓関節離開を伴うのはどれか．

1. 回外・外旋損傷
2. 回内・外転損傷
3. 回外・内転損傷
4. 回内・外旋損傷

遠位脛腓関節離開を伴うのは回内・外旋損傷である．足部が回内された際に，足関節内で距骨は回内され，さらに下腿長軸で外旋されて発生する．足部が回内した際に足関節内側に牽引力が働き，内果骨折もしくは三角靱帯の断裂が発生する．内果骨折・三角靱帯の断裂は，距骨の外旋力を増強させ腓骨を外旋させ，前脛腓靱帯の断裂もしくはこの靱帯が付着している脛骨側での裂離骨折が発生する（チロー骨折）．さらに外力が加わると脛骨と腓骨の間に存在する下腿骨幹膜が断裂するため，遠位脛腓関節は完全に離開し，腓骨骨幹部骨折もしくは頸部にラセン状骨折をもたらす．さらに外力が加わると後果骨折が生じ，距骨は前外方に脱臼する．

【解答】4

重要ポイント

(7) 下腿骨遠位端部骨折および足関節脱臼骨折

1) 冠名骨折

特　徴

表I-2-11　冠名骨折の損傷部位

骨折名	損傷1	損傷2	損傷3
ポット骨折（Pott）またはデュピュイトラン（Dupuytren）骨折	三角靱帯断裂または内果骨折	遠位脛腓関節離開（距骨の外側亜脱臼）	腓骨遠位骨幹部骨折
コットン（Cotton）骨折（図I-2-19）	外果骨折	内果骨折	脛骨後縁または前縁骨折
チロー（Tillaux）骨折（三果部骨折）（図I-2-20）	● 前脛腓靱帯脛骨側付着部での裂離骨折（裂離骨片をチロー骨片と呼ぶ） ● 小児の脛骨遠位部外側で発生する骨端線離開（ソルターハリス分類III型）		

- ポット骨折とデュピュイトラン骨折の用語の変遷
  - ポット骨折は三角靱帯断裂，遠位脛腓関節離開，腓骨遠位骨幹部骨折を伴った骨折をいう．一方，デュピュイトラン骨折は内果骨折，遠位脛腓関節離開，腓骨遠位骨幹部骨折を伴った場合をいう．両骨折間で相違が認められるのは，足関節内側で発生する三角靱帯断裂と内果骨折であるが，これらは混在している場合もある．そのため，近年では，足関節内側で発生する三角靱帯または内果骨折，遠位脛腓関節離開，腓骨遠位骨幹部骨折が伴っていた場合は，ポット骨折またはデュピュイトラン骨折とどちらの呼称でも間違いではなく，用語が統一されつつある．

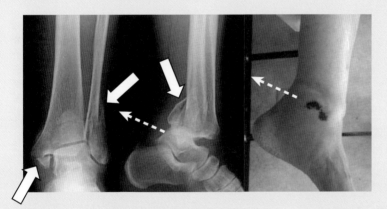

図I-2-19　コットン骨折
内果・外果・後果骨折がみられ（線矢印），距骨は後方へ脱臼している（点線矢印）．

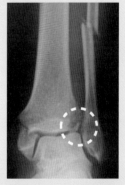

図I-2-20　チロー骨折
チロー骨片がみられ，遠位脛腓関節の離開を伴っている．

2) ラウゲ・ハンセン（Lauge-Hansen）の分類

特　徴

> 回内・外旋損傷（ポット骨折，デュピュイトラン骨折，チロー骨折）．回外・外旋損傷〔コットン骨折（三果部骨折）〕．

- 受傷時の足部の肢位（最初の用語）と下腿長軸での距骨の動き（2番目の用語）で4型に分類する．
  ① 回内・外転損傷
  ② 回外・内転損傷
  ③ 回内・外旋損傷（遠位脛腓関節離開を伴う）：ポット骨折．デュピュイトラン骨折．チロー骨折．
  ④ 回外・外旋損傷（遠位脛腓関節離開を伴わない）：コットン骨折．

（7）下腿骨遠位端部骨折および足関節脱臼骨折

3）受傷外力による分類

ポイント● 発生機序・特徴・損傷部位

予想問題 2-47

下腿骨遠位端部骨折の外転型で発生しない損傷はどれか．

1. 内果裂離骨折
2. 後果骨折
3. 前距腓靱帯損傷
4. 腓骨骨幹部骨折

外転型の骨折は，距骨の外転に回内もしくは外旋力が加わり発生する．距骨に外転力が加わると，足関節内側には牽引力が働き，内果裂離骨折もしくは三角靱帯断裂が発生する．内果裂離骨折もしくは三角靱帯断裂の発生は，距骨の外転だけでなく，回内や外旋の動きを助長させるため，さらに外力が加わると足関節外側に圧迫力を加え，遠位脛腓関節離開もしくは前脛腓靱帯脛骨側付着部裂離骨折が発生し，ついで腓骨骨折が発生する．脛骨前果骨折と後果骨折は，距骨の外転に加え，足関節の背屈や底屈が強制された際に発生する．

【解答】3

予想問題 2-48

下腿骨遠位端部骨折の内転型の症状で誤っているのはどれか．

1. 外果下方に皮下出血斑を認める．
2. 足関節内側部の皮膚に圧迫壊死を起こすことがある．
3. 足関節捻挫と誤診されやすい．
4. 足関節底屈位を呈する．

内転型の骨折は，距骨の内転強制に回内および内旋力が加わり発生する．距骨に内転力が加わると，足関節外側に牽引力が働き，前距腓靱帯損傷が発生する．また強力な外力が加わった場合は，前距腓靱帯損傷だけでなく，踵腓靱帯の損傷も発生する．さらに外力が加わると，距骨滑車の突き上げにより内果の斜骨折または横骨折を起こす．足関節内側部の皮膚に圧迫壊死を起こすのは，外転型での骨折の症状である．外転型の骨折は，距骨の外転強制で発生する．足関節内側には牽引力が働き，内果の裂離骨折が起きる．その際，近位骨片端は突出し，皮膚を圧迫するため，皮膚壊死を起こすことがある．他の選択肢は内転型の症状である．

【解答】2

予想問題 2-49

下腿骨遠位端部骨折の軸圧型はどれか．2つ選べ．

1. チロー（Tillaux）骨折
2. ピロン（Pilon）骨折
3. プラフォンド（Plafond）骨折
4. コットン（Cotton）骨折

軸圧型で発生する骨折はピロン骨折とプラフォンド骨折である．両骨折は同義語として用いられており，脛骨遠位端部の呼称であるとともに，天蓋などの意味をもつ．したがって脛骨天蓋骨折とも呼ばれている．チロー骨折とコットン骨折は，下腿骨遠位端部骨折での冠名骨折であり，前者は，前脛腓靱帯脛骨側付着部での裂離骨折である．後者は内果骨折，外果骨折，後果骨折を伴う三果部骨折である．

【解答】2，3

重要ポイント

（7）下腿骨遠位端部骨折および足関節脱臼骨折

3) 受傷外力による分類

● 発生機序

① 外転型：距骨の外転強制と回内あるいは外旋力が加わる．
② 内転型：距骨の内転強制と回内あるいは内旋力が加わる．
③ 軸圧型：高所からの転落などで受傷する．

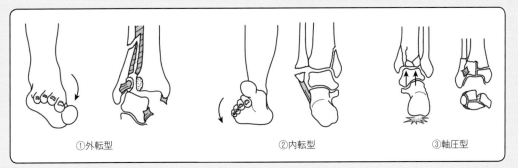

図 I-2-21　受傷外力による分類

表 I-2-12　受傷外力による分類の特徴と損傷部位

分類	特徴	損傷1	損傷2	損傷3	損傷4
外転型	距骨の外転と足関節背屈強制で脛骨前果骨折，距骨の外転と足関節底屈強制で脛骨後果骨折	内果裂離骨折もしくは三角靱帯断裂	遠位脛腓関節離開もしくは前脛腓靱帯脛骨側付着部での裂離骨折	腓骨骨折（近位部骨折，骨幹部骨折，遠位端部骨折）	脛骨前果骨折もしくは後果骨折
内転型	距骨滑車の骨軟骨骨折を合併する．外側靱帯の既往歴がある人は靱帯の機能不全から内果骨折を起こす．	前距腓靱帯損傷および踵腓靱帯損傷，もしくは外果骨折	内果斜骨折または縦骨折		
軸圧型	脛骨天蓋骨折，ピロン（Plion）骨折，プラフォンド（Plafond）骨折	脛骨関節面から骨幹端部での粉砕骨折			

● 症状と治療法

表 I-2-13　各骨折の症状と治療法

分類	症状	治療法
外転型	● 足部は外反もしくは回内，外旋位になる． ● 内果の近位骨折端が突出し，皮膚に圧迫壊死をもたらす． ● 開放性骨折になることがある．	● 膝関節軽度屈曲位，足関節底背屈0°，軽度内転・内旋位で約6週固定する．
内転型	● 変形はわずかである． ● 足関節捻挫と誤診されやすい． ● 足関節底屈位をとる．	● 膝関節軽度屈曲位，足関節底背屈0°，軽度外転・外旋位で約6週固定する．
軸圧型	● 開放性骨折になることが多い． ● 関節軟骨損傷が著しい．	● 観血療法の適応となる．

2　下肢の骨折

（8）足根骨骨折

1）距骨骨折

ポイント● 分類・発生機序・骨片転位

予想問題 2-50

距骨骨折について誤っているのはどれか．
1. 足関節の背屈強制で頸部骨折が発生する．
2. 外側突起骨折はスノーボードによる受傷が多い．
3. 頸部骨折は高所からの転落によって発生する．
4. 足関節が背屈強制で後突起骨折が発生する．

　距骨骨折は，頸部骨折，体部骨折，後突起骨折，外側突起骨折に分類され，頸部骨折と体部骨折が多い．頸部骨折の発生機序は，高所からの転落で足をついた際に，足関節が背屈強制され，脛骨遠位端部前縁が距骨頸部と衝突し発生する．体部骨折も同様に高所からの転落で足をついた際に，距骨が脛骨と踵骨の間に圧潰され発生する．後突起骨折は足関節の底屈強制で，後突起が脛骨遠位端部後縁に衝突し発生する．外側突起骨折はスノーボードの滑走中の転倒や，ジャンプの着地に失敗した際に足関節背屈強制に内転や軸圧などの外力が加わり受傷する．

【解答】4

ポイント● 症　状

予想問題 2-51

距骨骨折で誤っているのはどれか．
1. 外側突起骨折は外側靱帯損傷と症状が類似する．
2. ナウマン徴候を認めることがある．
3. 後突起骨折は三角骨と誤診しやすい．
4. 頸部骨折の近位骨片は前方に転位する．

1．外側突起骨折は外果周囲に疼痛を誘発することが多いため，外側靱帯損傷と症状が類似する．
2．4．頸部骨折や体部骨折は，高所からの転落により足関節が背屈強制された際に，脛骨と踵骨の間で圧挫され発生する．近位骨片は後方へ転位する．その際，近位骨片は内果の後方を走行する長母指屈筋腱を伸張させ，母趾が直角に底屈するナウマン徴候を発生させる．
3．後突起骨折の発生は少なく，ほとんどが三角骨である．単純X線写真で後突起骨折と誤診しないように注意する．三角骨の骨片は丸みを帯びているが，後突起骨折の骨片の辺縁は先鋭である．

【解答】4

ポイント● 固定法・予後

予想問題 2-52

距骨骨折で正しいのはどれか．
1. 無腐性壊死は頸部に多い．
2. 固定中は歩行を積極的に行う．
3. 荷重時痛が残存しやすい．
4. 関節可動域制限などの機能障害は残りにくい．

　無腐性壊死は体部に多い．体部は栄養する血管数が少ない．無腐性壊死は，もともと少ない距骨内の血管が骨折により損傷し，骨を栄養することができなくなることで発生する．さらに体部は，荷重により剪断力が加わりやすい部位である．体部にかかる剪断力は無腐性壊死の要因になるため，治療中は免荷するが，荷重開始時期の判断が難しい．また，早期の荷重で骨片の転位を助長させ，距骨の関節面にわずかな変形が生じることがある．変形性関節症に陥ると，荷重時痛や，関節可動域制限などの機能障害が発生しやすくなる．

【解答】3

重要ポイント

(8) 足根骨骨折

1) 距骨骨折

分類・発生機序・骨片転位

> 頸部や体部の骨折が多い．高所より転落（距骨頸部骨折，距骨体部骨折）．足関節底屈強制（距骨後突起骨折）．

表 I-2-14　各骨折の発生機序と骨片転位

		距骨頸部骨折（多い）	距骨体部骨折（多い）	距骨後突起骨折	距骨外側突起骨折
分類					
発生機序		高所より転落		●足関節の底屈強制により後突起が脛骨遠位端部後縁に衝突し発生する．	●足関節背屈強制で内転あるいは軸圧などが加わり発生する． ●スノーボードによる受傷が多い．
		●足関節が背屈強制され，距骨頸部が脛骨遠位端部前縁に衝突し発生する．	●脛骨と踵骨間に圧潰され発生する．		
骨片転位	近位骨片	後方転位		—	—
	遠位骨片	背側転位		—	—

症状・治療法

> ナウマン徴候．長母趾屈筋腱．

- 転位のない場合は捻挫と誤診しやすいが転位を認める場合は捻挫と比べ腫脹が強く，足関節背屈および底屈時痛をみる．
- 近位骨片が後方転位した場合は長母趾屈筋腱が伸張され，母趾が直角に底屈するナウマン徴候を認める（図 I-2-22）．
- 後突起骨折の発生頻度は少なく，過剰骨である三角骨に誤診される（図 I-2-23）．
- 外側突起骨折は単純 X 線像において周囲の骨と重なり，骨折が見逃されることがあるため，CT を用いる．
- 外側突起骨折は外側靱帯損傷と症状が類似する．
- 高度の圧迫骨折や大きな転位を伴う場合は観血療法の適応となる．
- 無腐性壊死を念頭に置き，免荷期間に注意する．

予後

> 骨体部の無腐性壊死．

- 荷重時痛の残存．
- 足関節可動域制限．
- 変形性関節症．
- 骨体部の無腐性壊死（図 I-2-24）．

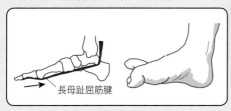

図 I-2-22　ナウマン徴候の解剖と外観

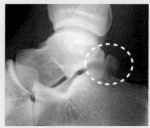

図 I-2-23　三角骨

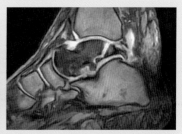

図 I-2-24　距骨体部骨折後の無腐性壊死

(8) 足根骨骨折

2) 踵骨骨折

ポイント● 特　徴

予想問題 2-53

踵骨骨折で誤っているのはどれか．
1. 足根骨中，最も多いのは距骨骨折である．
2. 脊椎椎体圧迫骨折を合併することが多い．
3. 外傷性扁平足などの後遺症を残しやすい．
4. 関節内骨折が多い．

1. 2. 踵骨骨折は足根骨骨折中，最も発生頻度が高い．高所からの転落で踵部を強くつき受傷することが多い．その際に介達性の外力が脊椎に伝わり椎体圧迫骨折を合併する．
3. 4. 踵骨骨折は，距骨との関節部に骨折線が走行する関節内骨折が多いため，変形性関節症などの後遺症を引き起こしやすい．

【解答】1

ポイント● 発生機序

予想問題 2-54

踵骨骨折の発生機序で誤っているのはどれか．
1. 高所からの転落
2. 足部の内がえし強制
3. 足部の外転強制
4. 下腿三頭筋の急激な収縮

1. 高所より転落した場合は踵骨体部骨折が発生する．
2. 足部の内がえし強制により踵骨前方突起の裂離骨折が発生する．
3. 足部の外転強制では舟状骨粗面に付着する後脛骨筋の牽引作用によって舟状骨粗面骨折が発生する．
4. 下腿三頭筋の急激な収縮によってアキレス腱付着部である踵骨隆起の水平骨折（鴨嘴状骨折）が発生する．

【解答】3

ポイント● 症　状

予想問題 2-55

踵骨体部骨折で正しいのはどれか．
1. ベーラー（Böhler）角は増大する．
2. 距腿関節の底背屈運動は不能となる．
3. 内がえし，外がえし運動は可能である．
4. 皮下出血は踵部から足底に及ぶ．

1. 多くの踵骨体部骨折は高所より転落した際の直達外力で発生し，下肢長軸の外力が距骨を介して踵骨を圧迫するため，ベーラー角は減少する．
2. 3. 距腿関節は脛骨，腓骨，距骨からなる関節である．踵骨は距腿関節の運動に関与しないため，底背屈運動は可能である．一方，足部の複合運動である内がえし，外がえしは疼痛のため不能となる．
4. 皮下出血は踵骨内外側から足底まで著明に認められる．

【解答】4

(8) 足根骨骨折

2) 踵骨骨折

特　徴

足根骨中最も多い．関節内骨折．脊椎椎体圧迫骨折を合併．

- 足根骨骨折中，最も発生頻度が高い．
- 関節内骨折と関節外骨折に分類される．
- 骨折線が後距踵関節に入る関節内骨折が多い．
- 脊椎椎体圧迫骨折を合併することがある．

発生機序

高所より転落．

- 関節内骨折
  ・高所からの転落などで踵部を強くつき受傷する（体部骨折）．
- 関節外骨折
  ・高所より飛び降りつま先で着地した際，下腿三頭筋の急激な収縮によってアキレス腱付着部の踵骨隆起が裂離され，水平骨折（鴨嘴状骨折）が発生する．
  ・足部の内がえしが強制されると，二分靱帯付着部である踵骨前方突起の裂離骨折が発生する．

症　状

皮下出血斑（踵骨内外側から足底）．内がえし，外がえし運動不能．ベーラー角の減少．

- 患肢での立位や，歩行は不能となる．
- 腫脹は踵骨部に強く認め，足関節部まで波及する．
- 皮下出血斑は踵骨内外側から足底に広がる（図Ⅰ-2-25）．
- 疼痛のため，内がえし，外がえし運動は不能となる．
- 関節内骨折では，ベーラー（Böhler）角の減少を認め，健側と比較し後距踵関節は低下する（図Ⅰ-2-26）．

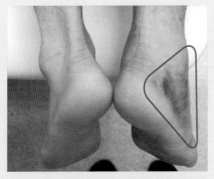

図Ⅰ-2-25　踵骨骨折後の腫脹と皮下出血斑

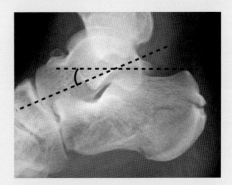

図Ⅰ-2-26　ベーラー角の測定法
　踵骨の前方突起と後関節面を通る線と踵骨隆起と踵骨の後関節面を通る線のなす角度をいう．正常は20〜40°であるが，踵骨骨折ではこの角度が減少する．

(8) 足根骨骨折

ポイント● 整復法

予想問題 2-56 □□□

踵骨体部圧迫骨折の整復操作で誤っているのはどれか.

1. 両手掌で踵部を包むように把持する.
2. 踵部を遠位方向に牽引する.
3. 内外転を繰り返す.
4. 患者を背臥位とする.

大本法と呼ばれる整復法である．患者を腹臥位とし，助手は患肢を膝関節 90°屈曲位で保持する．術者は両手掌で踵部を包むように把持し，踵部を遠位方向に牽引しながら速い内外転を繰り返し整復する．整復されない場合は，変形性関節症や外傷性扁平足の要因となるため，観血療法の適応となる．

【解答】4

ポイント● 予 後

予想問題 2-57 □□□

踵骨骨折の後遺症で正しいのはどれか．2つ選べ．

1. 無腐性壊死
2. 偽関節
3. ズデック（Sudeck）骨萎縮
4. 距踵関節症

1．2．無腐性壊死や偽関節は，関節内骨折で栄養血管が乏しい距骨骨折や，手舟状骨骨折などに発生しやすい．
3．ズデック骨萎縮は四肢遠位部である踵骨骨折，コーレス骨折後に発生する．
4．踵骨骨折は関節内骨折になることが多い．高所より落下した際に踵骨をつき受傷するため，ベーラー角が減少する．ベーラー角の減少は，変形性関節症（距踵関節症）の要因となる．

【解答】3・4

ポイント● 距骨骨折と踵骨骨折の共通点

予想問題 2-58 □□□

距骨骨折と踵骨骨折との共通点で正しいのはどれか.

1. ベーラー角が減少する.
2. 高所からの転落で発生する.
3. 無腐性壊死が起きやすい.
4. ナウマン徴候がみられる.

1．ベーラー角の減少は踵骨骨折に発生する．
2．高所からの転落で距骨頸部骨折，体部骨折，踵骨体部骨折が発生する．
3．4．無腐性壊死やナウマン徴候は距骨骨折に発生する症状である．

【解答】2

● 複合問題

予想問題 2-59 □□□

足根骨骨折の症状で正しい組合せはどれか．2つ選べ．

1. ナウマン徴候 ――― 踵骨骨折
2. 無腐性壊死 ――― 距骨骨折
3. ベーラー角の減少 ――― 踵骨骨折
4. ズデック骨萎縮 ――― 距骨骨折

1．ナウマン徴候は，距骨頸部および体部骨折の症状である．
2．無腐性壊死は距骨骨折，手の舟状骨骨折後に発生しやすい後遺症である．
3．ベーラー角は正常で 20～40°である．とくに高所より転落した体部骨折では，踵骨の後距骨関節面の圧潰が起き，ベーラー角の減少が起きる．
4．ズデック骨萎縮は，踵骨骨折やコーレス骨折後に起きやすい．

【解答】2・3

重要ポイント

（8）足根骨骨折

2）踵骨骨折

整復法
- 整復されない場合は観血療法を選択する．

表I-2-15　各整復法の手順

整復法	手　順
関節内骨折（大本法）	①患者を腹臥位とし，膝関節90°屈曲位とする．　②術者は両手掌で包むように踵部を把持し，遠位方向に牽引をしながら，連続的に踵部の内外転を繰り返し整復する．
関節外骨折（踵骨隆起水平骨折）	①患者を腹臥位とし，膝関節90°屈曲位，足関節底屈位とする．②アキレス腱を弛緩させ，骨片を指頭で遠位に圧迫する．

固定法と固定期間

表I-2-16　各骨折の固定法

	固定肢位	固定範囲	固定期間
体部骨折	足関節底・背屈0°あるいは軽度底屈位	下腿中央からMTP関節まで	4～6週
踵骨隆起水平骨折	足関節底屈位	大腿中央からMTP関節部まで	3～4週固定後，約6週まで足関節軽度底屈位
前方突起骨折	足関節底・背屈0°	下腿遠位端部からMTP関節部まで	3～5週

予　後

> 変形性関節症．ズデック骨萎縮．

- 変形治癒（横径の増大）
- 外傷性扁平足
- 腓骨筋腱腱鞘炎
- 変形性関節症（距骨との関節部）（図I-2-27）
- 慢性浮腫
- ズデック（Sudeck）骨萎縮
- アキレス腱周囲炎
- 関節拘縮

距骨骨折と踵骨骨折の共通点
- 高所からの転落によって受傷する．

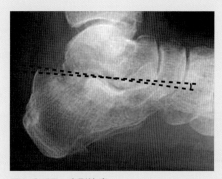

図I-2-27　変形治癒
ベーラー角が減少し，距踵関節の裂隙は鮮明でなく関節症に陥っている．

（8）足根骨骨折

3）舟状骨骨折

ポイント● 特徴・発生機序

予想問題 2-60 □□□

舟状骨骨折で正しいのはどれか．

1. 直達外力による受傷が多い．
2. 後脛骨筋の牽引によって粗面骨折が発生する．
3. 第4，5中足骨からの介達痛がある．
4. 第2ケーラー（Köhler）病と鑑別が必要である．

1. 介達外力による受傷が多い．
2. 足部の外転強制によって後脛骨筋付着部の粗面骨折が発生する．
3. 第1〜3中足骨からの介達痛を認める．
4. 第2ケーラー病はフライバーグ病とも呼ばれ，第2中足骨骨頭に発生する骨端症である．舟状骨骨折と鑑別を要するのは第1ケーラー病と外脛骨である．第1ケーラー病は，舟状骨に起こる骨端症で，3〜7歳の小児に好発する．

【解答】2

予想問題 2-61 □□□

外脛骨と鑑別が必要な骨折はどれか．

1.
2.
3.
4.

外脛骨とは舟状骨内側に発生する過剰骨であり，後脛骨筋の牽引によって疼痛を認める疾患である．したがって，鑑別の必要な骨折は舟状骨骨折である．しかし，実際には舟状骨粗面骨折の発生は少なく鑑別を要することはほとんどない．

1. 距骨頸部骨折
2. 立方骨骨折
3. 舟状骨粗面骨折
4. 踵骨隆起水平骨折（鴨嘴状骨折）

【解答】3

4）その他の足根骨骨折

ポイント● 特徴

予想問題 2-62 □□□

足根骨骨折で正しいのはどれか．

1. フランスヒール（France heel）骨折は立方骨骨折である．
2. 最も発生頻度が高いのは距骨骨折である．
3. 踵骨骨折ではリスフラン（Lisfranc）関節脱臼を合併する．
4. 舟状骨骨折は外脛骨との鑑別が必要である．

1. フランスヒール骨折は舟状骨背側近位関節縁骨折である．足関節底屈強制に内反が加わった際に距骨と舟状骨の背側に付着する距舟靱帯の牽引により起こる裂離骨折である．
2. 足根骨骨折中，最も発生頻度が高いのは踵骨骨折である．
3. 立方骨骨折，楔状骨骨折はリスフラン関節脱臼を合併することがある．
4. 第1ケーラー病や外脛骨は舟状骨の疾患であるため，舟状骨骨折と鑑別が必要である．

【解答】4

重要ポイント

（8）足根骨骨折

3）舟状骨骨折

特　徴

> 第1〜3中足骨からの介達痛．外脛骨と第1ケーラー病との鑑別．

- 第1〜3中足骨からの介達痛を認める．
- 外脛骨（図I-2-28）や第1ケーラー（Köhler）病との鑑別が必要である．

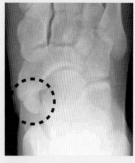

図I-2-28　外脛骨

分類・発生機序

> 舟状骨粗面骨折（足部の外転強制），舟状骨体部骨折（高所より転落）．

- 介達外力による受傷が多い．

表I-2-17　各骨折の発生機序

	舟状骨粗面骨折	舟状骨体部骨折	舟状骨背側近位関節縁骨折
分類			
発生機序	● 足部の外転により後脛骨筋の牽引力が作用し裂離骨折が発生する．	● 高所より転落した際，舟状骨が距骨と楔状骨の間に強く圧迫されて受傷する（図I-2-29）．	● 足関節底屈強制により距舟靱帯での裂離骨折が発生する（図I-2-30）． ● フランスヒール（France heel）骨折とも呼ばれる．

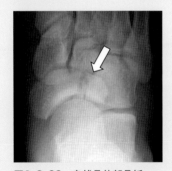

図I-2-29　舟状骨体部骨折

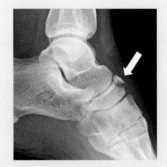

図I-2-30　舟状骨背側近位端関節縁骨折

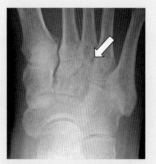

図I-2-31　中間楔状骨骨折

4）その他の足根骨骨折

①立方骨骨折

特　徴

- リフスラン（Lisfranc）関節脱臼を合併することがある．
- 第4，5中足骨からの介達痛を認める．

②楔状骨骨折（図I-2-31）

特　徴

- リスフラン関節脱臼を合併すると前足部の変形を認める．

（9）中足骨骨折・足趾骨骨折

1）中足骨骨折
ポイント● 発生機序

予想問題 2-63　□□□

中足骨骨折で正しいのはどれか．
1. 第1中足骨近位骨幹部にジョーンズ骨折が発生する．
2. 第5中足骨基底部裂離骨折は長腓骨筋の牽引で発生する．
3. 中足骨骨幹部疲労骨折は第2・3中足骨に多い．
4. 中足骨骨幹部骨折は介達外力で発生することが多い．

1. ジョーンズ（Jones）骨折は第5中足骨近位骨幹部疲労骨折をいう．
2. 第5中足骨基底部裂離骨折は内がえし強制によって短腓骨筋の牽引で発生する．
3. ランニングなど反復性の外力が加わり，第2・3中足骨幹部疲労骨折が発生する．
4. 中足骨骨幹部骨折は重量物の落下などの直達外力によって起こることが多い．

【解答】3

ポイント● 症状・治療法

予想問題 2-64　□□□

中足骨骨折で誤っているのはどれか．
1. ジョーンズ骨折は骨癒合良好である．
2. 足底挿板を用いることが多い．
3. 行軍骨折は発症直後の単純X線写真で骨折像を認めない．
4. 下駄骨折は外方凸変形が残りやすい．

1. ジョーンズ骨折が発生する第5中足骨近位骨幹部は栄養血管が乏しい部位のため，遷延治癒や偽関節になりやすい．
2. 縦・横アーチの低下を予防する目的で足底挿板が用いられる．
3. 行軍骨折などの疲労骨折は発症直後の単純X線で明らかな骨折像を認めないが，2〜3週後の撮影で骨膜反応像が確認できる．
4. 第5中足骨基底部裂離骨折は足関節を内がえし強制によって発生する．その際，短腓骨筋の牽引によって外方凸変形を引き起こす．

【解答】1

2）足趾骨骨折
ポイント● 特　徴

予想問題 2-65　□□□

足趾骨骨折で誤っているのはどれか．
1. 末節骨骨折では爪下血腫を認める．
2. 第4趾の基節骨に多い．
3. 第1趾の基節骨骨折では足底凸変形が多い．
4. 直達外力によって発生することが多い．

1. 末節骨骨折で起こる爪下血腫は，拍動性の強い疼痛を伴う．
2. 第1趾の基節骨と末節骨に発生することが多い．
3. 第1・2趾基節骨骨折は遠位骨片が背側に転位し，足底凸変形を呈することが多い．
4. 重量物の落下などの直達外力によって発生する．また，柱などにつまずき受傷することも多い．

【解答】2

（9）中足骨骨折・足趾骨骨折

1）中足骨骨折

発生機序

> 直達外力（骨幹部骨折），介達外力（下駄骨折，短腓骨筋），反復外力（行軍骨折，第 2・3 中足骨骨幹部疲労骨折），ジョーンズ骨折（第 5 中足骨近位骨幹部疲労骨折）．

- 直達外力：重量物の落下や，轢過などによって骨幹部骨折が発生する．
- 介達外力：足関節の内がえし強制によって短腓骨筋が収縮し，第 5 中足骨基底部裂離骨折（下駄骨折）が発生する（図I-2-32）．
- 反復外力：スポーツなどで外力を反復して受け，第 2・3 中足骨骨幹部（行軍骨折，図I-2-33）や第 5 中足骨近位骨幹部疲労骨折〔ジョーンズ（Jones）骨折〕を起こす（図I-2-34）．

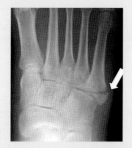
図I-2-32　右第 5 中足骨基底部裂離骨折

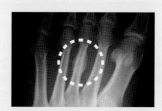
図I-2-33　左第 3 中足骨疲労骨折

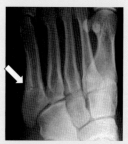
図I-2-34　左第 5 中足骨近位骨幹部骨折

症　状

> 疲労骨折（発症直後は単純 X 線像で骨折線を認めない）．

- 限局性圧痛，腫脹，荷重痛，軸圧痛を認める．
- 前足部の横径増大を認める．
- 疲労骨折の発症直後は，中足骨痛や限局性圧痛を認めるが，単純 X 線像では明らかな骨折像を認めないことが多い．発症 2〜3 週経過後に再度単純 X 線撮影を行うと，仮骨の出現を確認する．骨折が疑われる場合は，MRI を撮像する．単純 X 線撮影において明らかな骨折線を認めなくても，MRI では，疼痛部位に骨折が疑われる信号領域が撮像される．
- 第 5 中足骨基底部裂離骨折では，短腓骨筋の牽引作用で外方凸変形を残すことが多い．

治療法

> 保存療法（足底挿板），ジョーンズ骨折（観血療法，偽関節，遷延治癒）．

- 保存療法を選択し，足底挿板などを用いることが多い．
- ジョーンズ骨折は偽関節や遷延治癒に陥りやすいため，観血療法の適応となることが多い．

2）足趾骨骨折

特　徴

> 第 1 趾の基節骨・末節骨，第 1・2 趾基節骨骨折（足底側凸の変形）．

- 第 1 趾の基節骨，末節骨に多い．
- 重量部の落下などの直達外力で発生する．また，柱などにつまずき受傷する．
- 第 1・2 趾基節骨骨折では，遠位骨片が背側に転位する足底凸変形（定型的骨折）が多い．

臨床実地問題（1）

ポイント● 骨盤骨骨折の鑑別

予想問題 2-66 □□□

15歳の男子．陸上短距離選手．100 m走の練習中にスタートした際，股関節部に激痛と可動域制限が出現し，歩行不能となった．股関節の外転，外旋力が低下していた．考えられるのはどれか．

1. 上前腸骨棘裂離骨折
2. 腸骨稜裂離骨折
3. 坐骨結節裂離骨折
4. 下前腸骨棘裂離骨折

15歳男子の陸上短距離選手で，スタート時受傷し，股関節の外転，外旋力が低下しているため，縫工筋・大腿筋膜張筋の起始部である上前腸骨棘裂離骨折が考えられる．他の選択肢である腸骨稜裂離骨折は野球の空振り時に，坐骨結節裂離骨折は下肢の急激な外転動作を行うチアリーダーに多い．下前腸骨棘裂離骨折ではサッカーのキック時などに発生する．

【解答】1

ポイント● 大腿骨近位端部骨折の鑑別

予想問題 2-67 □□□

75歳女性．タンスの上から荷物を取ろうと思い，椅子の上に立ったときにバランスを崩し転倒して右大腿部を強く打った．激痛のため，立ち上がることもできず，家族に搬送され来所した．患側下肢は健側と比べて短縮し外旋している．圧痛はスカルパ三角に認めるが，患部の腫脹は軽微であった．考えられるのはどれか．

1. 大腿骨転子部骨折
2. 大腿骨小転子単独骨折
3. 大腿骨頸部骨折
4. 大腿骨大転子単独骨折

75歳女性で高齢者，患側下肢は健側と比べて短縮し外旋していることや，スカルパ三角部の圧痛を認めること，腫脹は軽微なことから，大腿骨頸部骨折と判断する．大腿骨転子部骨折は，血流の豊富な部位のため，腫脹は明白に認められる．大腿骨小転子骨折は成人に発生することはまれである．また，大腿骨大転子骨折は，中殿筋や小殿筋の急な収縮によって骨折することが多い．

【解答】3

ポイント● 大腿骨遠位端部骨折の鑑別

予想問題 2-68 □□□

30歳男性．仕事を終え，駅の階段を降りている際につまずき転倒し，左膝関節前面を強打した．自力歩行は不能であったため，整形外科に搬送された．膝関節前面の腫脹と疼痛は著明で擦過傷がある．皮膚上から膝前面を触知すると陥凹を認める．膝関節の伸展も不能であった．考えられるのはどれか．

1. 前十字靱帯損傷
2. 膝蓋骨腱膜離断完全骨折
3. 大腿骨顆上骨折
4. 脛骨粗面骨折

膝蓋骨腱膜離断完全骨折は膝関節前面を強打し発生することが多い．特徴的な症状は，膝前面の腫脹と疼痛は著明で擦過傷がある．皮膚上から膝前面を触知すると陥凹を認める．膝関節の伸展は不能である．
前十字靱帯損傷の発生機序は，相手と接触した際に膝関節の外反や下腿の回旋が強制され発生する場合や，ジャンプの着地時やストップ動作，方向転換などで受傷する．文中には膝関節前面を強打し受傷すると記載があり，前十字靱帯損傷の発生機序ではないので誤りである．大腿骨顆上骨折は膝関節屈曲位で膝をつき発生することが多い．骨片転位は著明で，膝関節伸展もできないが，高齢者に多いことや，膝前面の陥凹は触知しないため誤りである．脛骨粗面骨折は強力な大腿四頭筋の牽引力で脛骨粗面部の裂離骨折が発生する．また，脛骨粗面骨折は13〜18歳の男子に多いので誤りである．

【解答】2

ポイント● 踵骨骨折の合併症

予想問題 2-69 ☐☐☐

60歳男性．仕事中に脚立から転落し，足底部より接地した．受傷直後よりその場に倒れこみ，荷重すると受傷足は激痛が認められ，歩行は不能であった．翌日来所し，足部全体の腫脹が著明であった．また，距腿関節の底背屈運動はわずかだが可能であったが，内がえし・外がえし運動は疼痛のためできなかった．単純X線写真を示す．この損傷の後遺症として考えにくいのはどれか．2つ選べ．

1. ズデック骨萎縮
2. 無腐性骨壊死
3. 偽関節
4. 外傷性扁平足変形

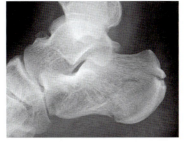

単純X線写真では踵骨体部に骨折線を認め，ベーラー角は減少しているため，踵骨体部骨折が疑われる．また，脚立などの高所より転落，足底部より接地していること，荷重痛，距腿関節の底背屈運動は可能だが，足部の内がえし・外がえし運動が疼痛のため不可能などは踵骨骨折の症状である．以上から踵骨体部骨折と判断する．無腐性骨壊死は踵骨骨折ではなく，距骨骨折に起こる後遺症である．また，偽関節も踵骨骨折ではなく，距骨骨折に起こることが多い後遺症である．

【解答】2・3

ポイント● 中足骨骨折（疲労骨折）の症状・治療法

予想問題 1-70 ☐☐☐

16歳の女性．バレーボール選手．1カ月前から練習後に足背に痛みが現れたため，整形外科を受診した．単純X線検査では異常はみられなかったが，最近になって歩行時にも痛みが現れるようになった．2カ月後に大会を控えている．その後の対応として誤っているのはどれか．

1. 非荷重下での患部外トレーニングを行う．
2. 再度単純X線撮影を行う．
3. 骨折ではなかったため練習を再開する．
4. 足底挿板を用いる．

16歳の女性で発育期であること，スポーツ選手で1カ月前より足背に痛みが現れているため，中足骨の疲労骨折を疑う．初期に単純X線像では明らかな骨折は認めないが，2～3週後に再度撮影すると骨膜反応を確認することが多い．そのため，再度単純X線撮影を行う．その間は，患部に対して衝撃を緩衝する目的で足底挿板などを用いる．2カ月後に大会を控えていることから，完全安静ではなく，無理のない範囲で患部外の非荷重位でのトレーニングを行う．

【解答】3

II 脱臼

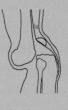
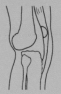
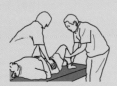
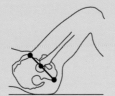
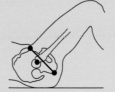

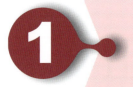 下肢の脱臼

（1）股関節脱臼

1）後方脱臼
ポイント● 特徴・発生機序

予想問題 1-1

股関節脱臼で正しいのはどれか.

1. 後方脱臼は恥骨上脱臼と恥骨下脱臼に分類される.
2. 大腿腸骨靱帯の断裂を伴う.
3. ダッシュボード損傷が多い.
4. 直達外力で受傷する.

1，2．股関節脱臼は，後方脱臼・前方脱臼・中心性脱臼に分類され，股関節の関節内靱帯である大腿骨頭靱帯が断裂し脱臼する．後方脱臼は腸骨脱臼と坐骨脱臼に分けられる．

3，4．交通事故による股関節脱臼も多くは，ダッシュボード損傷によるものである．この損傷は，股関節屈曲・膝関節屈曲位の状態で膝関節前面から大腿骨を後方に押す力が働き受傷するため，直達外力によるものではなく，介達外力による受傷である．

【解答】3

ポイント● 症　状

予想問題 1-2

股関節後方脱臼で誤っているのはどれか.

1. 下肢は仮性短縮する.
2. 股関節は屈曲・外転・外旋位を呈する.
3. ローゼル・ネラトン（Roser-Nélaton）線は大転子高位となる.
4. 殿部に骨頭を触知する.

股関節後方脱臼は，股関節屈曲・膝関節屈曲位の状態で膝関節前面から大腿骨を後方に押す力が働き脱臼する．その結果，股関節屈曲・内転・内旋位の肢位で弾発性固定される．大腿骨頭は後上方に転位し，殿部に骨頭を触れる．下肢は外見上短縮し（仮性短縮），大転子も上前腸骨棘と大転子を結んだローゼル・ネラトン線よりも高位となる．

【解答】2

ポイント● 整復障害

予想問題 1-3

股関節脱臼の整復障害因子となりにくいのはどれか.

1. 大腿骨頭靱帯断裂による関節不安定性
2. ボタン穴機構
3. 骨片の一部が関節窩内に介在
4. 筋が骨頭と関節窩内に介在

股関節脱臼における整復障害因子は，筋が骨頭と関節窩内に介在する，ボタン穴機構，骨片の一部が関節窩内に介在する場合，大腿骨頸部骨折や骨幹部骨折，骨盤骨折を合併した場合である．大腿骨頭靱帯の内部には，大腿骨頭を栄養する血管が存在し，脱臼により大腿骨頭靱帯が断裂すると同時にその栄養血管も損傷する．そのため，循環障害などが発生する可能性はあるが，整復障害因子の直接的要因にはならない．

【解答】1

重要ポイント

（1）股関節脱臼

分類

後方脱臼（腸骨脱臼）．

- 後方脱臼：腸骨脱臼，坐骨脱臼
- 前方脱臼：恥骨上脱臼，恥骨下脱臼
- 中心性脱臼

1）後方脱臼

特徴

大腿骨頭靱帯断裂．

- 腸骨脱臼と坐骨脱臼に分類される．
- 腸骨脱臼が多い．
- 脱臼時に大腿骨頭靱帯が断裂する．

発生機序

ダッシュボード損傷．

- 交通事故のダッシュボード損傷が多い．
- 股関節屈曲・膝関節屈曲位の状態で膝関節前面から大腿骨を後方に押す力が働き受傷する．

症状

弾発性固定（屈曲・内転・内旋位）．殿部に骨頭触知．大転子高位．

- 大転子はローゼル・ネラトン（Roser-Nélaton）線より高位となる（図Ⅱ-1-1）．
- 下肢の仮性短縮を認める．
- 殿部の後上方が膨隆し，骨頭を触知する．
- 屈曲・内転・内旋位に弾発性固定される．

表Ⅱ-1-1　腸骨脱臼と坐骨脱臼の外観

分類	腸骨脱臼	坐骨脱臼
弾発性固定の肢位	軽度	著明

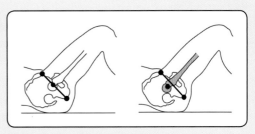

図Ⅱ-1-1　ローゼル・ネラトン線
上前腸骨棘と大転子を結んだ線をいう．
正常では股関節45°屈曲位で大転子の先端が位置する（左）．脱臼時は，大転子が高位となる（右）．

整復障害

- 筋が骨頭と関節窩内に介在する．
- ボタン穴機構
- 大腿骨頸部骨折・骨幹部骨折・骨盤骨折などを合併した場合．

1　下肢の脱臼

(1) 股関節脱臼

ポイント● 合併症・予後

予想問題 1-4 □□□
股関節後方脱臼の合併症でないのはどれか.

1. 坐骨神経損傷
2. 大腿動脈損傷
3. 変形性股関節症
4. 大腿骨頭無腐性壊死

　股関節後方脱臼では，大腿骨頭が寛骨臼の後方に逸脱する．大腿動脈は，大腿骨頭の前面に位置しており，脱臼による骨頭の圧迫を受けないため損傷することは少ない．一方，坐骨神経は，脱臼による骨頭の圧迫を受け損傷するため，足関節背屈障害の要因となる．大腿骨頭無腐性壊死は，脱臼により大腿骨頭動脈が損傷し，早期に整復されなかった場合の合併症である．骨頭壊死が起きると，半年から1年の間に骨頭の圧潰により変形性股関節症となり，股関節の可動域の減少や，強い歩行時痛を伴うため，早期に整復する必要がある．

【解答】2

ポイント● 整復法

予想問題 1-5 □□□
股関節後方脱臼の牽引法の操作で誤っているのはどれか.

a. 患側下肢の股関節，膝関節 90°屈曲位とする．
b. 大腿部を遠位方向に牽引する．
c. 背臥位とする．
d. 牽引を緩めずに下肢の伸展を行う．

1. d → b → a → c
2. a → c → b → d
3. c → a → b → d
4. b → d → c → a

　股関節後方脱臼の牽引法は，患者を背臥位とし，術者は患側を膝関節・股関節 90°屈曲位，下肢は中間位とする．次に下肢近位端部を大腿長軸遠位方向に牽引し，骨頭を寛骨臼縁まで引き上げたら，下肢の伸展を行い，第2助手が骨頭を寛骨臼窩に圧迫し整復する．

【解答】3

予想問題 1-6 □□□
腹臥位で整復を行う股関節後方脱臼の方法はどれか.

1. デパルマ（De Palma）法
2. コッヘル（Kocher）法
3. スティムソン（Stimson）法
4. 牽引法

1. デパルマ法は背臥位で行う股関節前方脱臼の整復法である．
2. 4．牽引法，コッヘル法は背臥位で行う股関節後方脱臼の整復法である．
3. スティムソン法は，患者を腹臥位とし，下肢の重さや重力を利用して整復する．

【解答】3

重要ポイント

（1）股関節脱臼

1）後方脱臼
合併症・予後

> 大腿骨頭無腐性壊死．

- 大腿骨骨頭・頸部骨折
- 寛骨臼蓋骨折
- 坐骨神経損傷による足関節背屈障害（後方脱臼時，骨頭は坐骨神経を圧迫する）
- 大腿骨頭無腐性壊死（循環障害で骨頭が壊死するため，早期に整復を行う必要がある．壊死が起きると1年以内に骨頭が圧潰され，変形性股関節症となる）．
- 外傷性異所性骨化

重要ポイント＋

●整復法
・牽引法，回転法（コッヘル法），スティムソン法がある．スティムソン法は腹臥位で整復する．

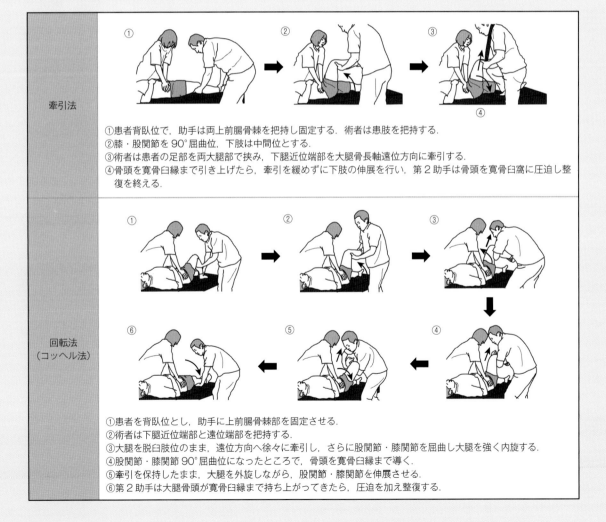

牽引法
①患者背臥位で，助手は両上前腸骨棘を把持し固定する．術者は患肢を把持する．
②膝・股関節を90°屈曲位，下肢は中間位とする．
③術者は患者の足部を両大腿部で挟み，下腿近位端部を大腿骨長軸遠位方向に牽引する．
④骨頭を寛骨臼縁まで引き上げたら，牽引を緩めずに下肢の伸展を行い，第2助手は骨頭を寛骨臼窩に圧迫し整復を終える．

回転法（コッヘル法）
①患者を背臥位とし，助手に上前腸骨棘部を固定させる．
②術者は下腿近位端部と遠位端部を把持する．
③大腿を脱臼肢位のまま，遠位方向へ徐々に牽引し，さらに股関節・膝関節を屈曲し大腿を強く内旋する．
④股関節・膝関節90°屈曲位になったところで，骨頭を寛骨臼縁まで導く．
⑤牽引を保持したまま，大腿を外旋しながら，股関節・膝関節を伸展させる．
⑥第2助手は大腿骨頭が寛骨臼縁まで持ち上がってきたら，圧迫を加え整復する．

（1）股関節脱臼

2）前方脱臼

ポイント● 発生機序・症状・合併症

予想問題 1-7 □□□

股関節前方脱臼で誤っているのはどれか．

1. 大転子の突出が触知できない．
2. 恥骨上脱臼は股関節過伸展時に外転・外旋強制され発生する．
3. ダッシュボード損傷である．
4. 恥骨下脱臼は股関節を強く外転・外旋さらに屈曲が強制され発生する．

1. 股関節前方脱臼では，骨頭が寛骨臼の前方に逸脱し，骨頭を鼠径靱帯下で触知するため，健側と比較し大転子は内方へ移動する．そのため，大転子の突出は触知できない．
2. 4．前方脱臼の発生機序は，落馬など高いところから転落した際に下肢が途中で何かに引っかかって外転強制された際に発生する．恥骨上脱臼は股関節過伸展時に外転・外旋強制が，恥骨下脱臼は股関節を強く外転・外旋さらに屈曲が強制される．
3. ダッシュボード損傷は，股関節後方脱臼，膝関節後方脱臼，後十字靱帯損傷など，大腿骨もしくは脛骨を後方に押す力が強く働いて発生する．股関節前方脱臼ではダッシュボード損傷による発生はない．

【解答】3

予想問題 1-8 □□□

股関節前方脱臼で誤っているのはどれか．

1. 股関節屈曲，外転，外旋位に弾発性固定される．
2. 関節包は後方あるいは後下方を破って脱臼する．
3. 骨頭を鼠径靱帯下に触知する．
4. 殿部の膨隆は消失している．

1. 前方脱臼では屈曲・外転・外旋位に弾発性固定されるが，恥骨上脱臼に比べ，恥骨下脱臼はこの肢位が強くなる．
2. 3．大腿骨頭が関節包の前方や前下方を破って脱臼し，鼠径靱帯の下で触知する．
4. 脱臼により，骨頭が寛骨臼の前方に逸脱するため，殿部の膨隆や大転子の突出は触知できない．

【解答】2

● 複合問題

予想問題 1-9 □□□

股関節脱臼で正しいのはどれか．2つ選べ．

1. 恥骨下脱臼が最も多い．
2. 坐骨神経損傷を合併するものが多い．
3. 後方脱臼では股関節屈曲・外転・外旋位に弾発性固定される．
4. 中心性脱臼では臼蓋骨折を合併する．

1. 股関節脱臼中，最も多いのは腸骨脱臼である．
2. 後方脱臼の合併症である．骨頭が殿部の後上方へ逸脱すると坐骨神経を圧迫することがあり，足関節背屈障害などの合併症を生じる．
3. 股関節屈曲・内転・内旋強制された状態で損傷することで，股関節屈曲・内転・内旋位で弾発性固定される．
4. 中心性脱臼では，大腿骨頭が寛骨臼内に押し込まれるような強力な外力によって発生することで，臼蓋の骨折を合併する．

【解答】2，4

重要ポイント

（1）股関節脱臼

2）前方脱臼

分類
- 恥骨上脱臼と恥骨下脱臼に分類される．

発生機序
- 恥骨上脱臼：股関節過伸展位で，外転・外旋強制され発生する．
- 恥骨下脱臼：股関節を強く外転・外旋さらに屈曲が強制され発生する．

症状
- 骨頭を鼠径靱帯下で触知する．
- 股関節屈曲，外転，外旋位に弾発性固定される．
- 殿部の隆起や，大転子の突出が触知できない．
- 大腿骨頭は関節包の前方あるいは前下方を破って脱臼する．

表Ⅱ-1-2 恥骨上脱臼と恥骨下脱臼の外観

	恥骨上脱臼	恥骨下脱臼
分類		
弾発性固定の肢位	軽度	著明

表Ⅱ-1-3 後方脱臼と前方脱臼の相違

	後方脱臼		前方脱臼	
分類	腸骨脱臼	坐骨脱臼	恥骨上脱臼	恥骨下脱臼
弾発性固定の肢位	股関節屈曲・内転・内旋		股関節屈曲・外転・外旋	
骨頭の位置	殿部の後上方に触知		鼠径靱帯下に触知	

整復法
- 回転法

3）中心性脱臼

特徴・発生機序
- 転倒などにより大転子部を強打し，大腿骨頭が寛骨臼内を骨折させ，骨盤内に嵌入した状態をいう．
- 多くは臼蓋骨折となる．

(2) 膝蓋骨脱臼

1) 側方脱臼

ポイント● 特徴・発生機序

予想問題 1-10 □□□

膝蓋骨脱臼で正しいのはどれか．

1. 内側脱臼が多い．
2. 高齢者に好発する．
3. 関節のアライメントが脱臼の要因となる．
4. 膝関節内反や下腿の内旋力が加わり発生する．

膝蓋骨脱臼は，側方・垂直・水平・回転脱臼に分類され，側方脱臼の外側脱臼の発生が最も多い．先天性素因や発育上の異常，スポーツ動作でのジャンプ着地など膝関節の外反や下腿の外旋力が加わり発生することが多い．若い女性に多い脱臼である．

【解答】3

ポイント● 外側脱臼が多い理由

予想問題 1-11 □□□

膝蓋骨脱臼の発生要因でないのはどれか．

1. FTA の増大
2. Q-angle の増大
3. 膝蓋骨高位
4. 外反膝

膝蓋骨外側脱臼は，外反膝で膝蓋骨を外方に偏位させる力が加わると発生する．その要因には，FTA の減少，Q-angle の増大，大腿骨前捻角の増大，膝蓋骨高位などが関連し，これに膝関節の外反，下腿の外旋が加わり発生する．

【解答】1

予想問題 1-12 □□□

膝蓋骨外側脱臼の要因となるのはどれか．

1. 大腿骨前捻角約 14°
2. FTA 約 174°
3. Q-angle 約 20°
4. 膝関節 0° 伸展位

外側脱臼の発生要因は，大腿骨前捻角増大，FTA 減少，Q-angle 増大，全身関節弛緩（膝関節過伸展）などがある．それぞれの正常角度は，大腿骨前捻角約 14°，FTA 約 172〜175°，Q-angle 約 10〜15° である．
選択肢 3 の Q-angle 約 20° は角度が増大しているため，外側脱臼の発生要因となる．

【解答】3

予想問題 1-13 □□□

膝蓋骨外側脱臼の要因でないのはどれか．

1. Q-angle 28°
2. 大腿骨前捻角 20°
3. 膝関節 15° 伸展位
4. FTA 185°

Q-angle 増大や FTA の減少は，外反膝の要因になり，発生機序を助長させる．他の要因には膝蓋骨高位，関節弛緩性などが関与する．FTA の 185° は，外反膝ではなく内反膝の傾向を認めるため，膝蓋骨脱臼の発生要因にはならない．

【解答】4

重要ポイント

（2）膝蓋骨脱臼

1）側方脱臼

特徴・発生機序

> 外側脱臼．先天性素因．膝関節外反．下腿外旋力．

- 10～20歳前半の女性に多い．
- 外側脱臼が多い．
- 大腿骨や膝蓋骨になんらかの先天性素因や発育上の異常を有し，これに膝関節の外反や下腿の外旋力が加わり発生する（図Ⅱ-1-2）．

外側脱臼が多い理由

> 外反膝．Q-angle 増大．大腿骨前捻角の増大．FTA の減少．内側広筋の脆弱化．

- 膝蓋大腿関節の形態異常および関節面の不適合
- 膝蓋骨高位
- 大腿脛骨関節の形態異常：外反膝（X 脚）など．
- 内側広筋の脆弱化
- 全身関節弛緩性

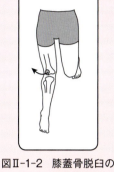

図Ⅱ-1-2 膝蓋骨脱臼の発生機序

表Ⅱ-1-4 膝蓋骨関節面の形態異常（膝蓋大腿関節の形状の分類）

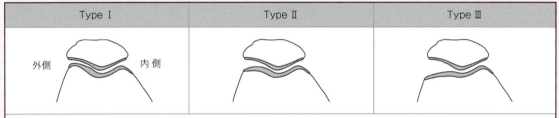

- 膝蓋骨脱臼の素因となる Type Ⅲは，大腿骨外側顆関節面の低形成を認めるため，関節のアライメントが悪く，膝蓋骨は外側の不安定性を生じやすい．Type Ⅱ が多い．

表Ⅱ-1-5 形態を示す角度の計測法と脱臼素因との関係性

	Q-angle	大腿骨前捻角	FTA（大腿脛骨角）
計測法	約 10～15°	大腿骨頸部軸 約 14° 大腿骨顆部横軸	約 172～175°
	・上前腸骨棘と膝蓋骨中央を結ぶ線と，膝蓋骨中央と脛骨粗面上縁中央を結んだ線のなす角をいう．	・前額面に対する大腿骨頸部軸と大腿骨顆部後縁横軸で交わった角度をいう．	・大腿骨と脛骨長軸のなす外側の角度をいう．
角度	約 10～15°（男女間で相違）	約 14°	約 172～175°
脱臼の素因	角度の増大	角度の増大	角度の減少

(2) 膝蓋骨脱臼

ポイント● 脱臼形態による分類

予想問題 1-14 □□□

外傷性脱臼に続発し，肩関節や顎関節などに発生しやすい脱臼はどれか．

1. 恒久性脱臼
2. 習慣性脱臼
3. 陳旧性脱臼
4. 反復性脱臼

1. 恒久性脱臼は膝関節の肢位に関係なく常に脱臼している．
2. 習慣性脱臼は外傷の既往がないが関節弛緩性など先天性素因があり膝の屈曲などで脱臼する．
3. 陳旧性脱臼は脱臼後，数週間経過したものである．
4. 反復性脱臼は外傷性脱臼後に繰り返すものをいう．この脱臼の原因は，関節を構成している関節面や関節窩に生じた合併症が見逃され，適切な治療を受けずに放置されたことで関節の不安定性が生じて発生する．また，先天性素因も原因になることがある．外傷性脱臼により一度脱臼しやすい状態に陥ると軽微な外力でも脱臼を繰り返す．

【解答】4

ポイント● 症　状

予想問題 1-15 □□□

膝蓋骨外側脱臼で誤っているのはどれか．

1. 膝関節は完全伸展位となる．
2. 内側膝蓋支帯部の圧痛を示す．
3. 膝蓋骨軟骨損傷を合併することがある．
4. 膝蓋骨の不安定性を認める．

1. 膝蓋骨脱臼は自然整復される場合がほとんどであるが，脱臼位では膝関節軽度屈曲位で弾発性固定される．
2. 膝蓋骨が外側に移動するため，内側膝蓋支帯部が損傷し，その部位の圧痛を認める．
3. 膝蓋骨外側脱臼は，反射的に大腿四頭筋が収縮し自然整復されることが多い．その際，膝蓋骨の関節面が大腿骨外側顆稜に衝突し，剥離骨片が発生するのが膝蓋骨軟骨損傷である．
4. 膝蓋骨を外側に圧迫を加えながら膝関節を屈曲すると不安定感を認める apprehension sign が陽性となる．

【解答】1

ポイント● 整復法・固定法・後療法

予想問題 1-16 □□□

膝蓋骨外側脱臼で正しいのはどれか．

1. 膝関節屈曲位で整復される．
2. 自然整復はまれである．
3. 再脱臼防止に内側広筋の強化が有効である．
4. 膝関節伸展位で固定する．

多くの膝蓋骨外側脱臼は自然整復される．脱臼位で来院した場合，患者を坐位とし，大腿四頭筋の緊張を弛緩させるために股関節軽度屈曲，膝関節軽度屈曲位から徐々に伸展し整復する．膝関節軽度屈曲位で3～4週固定した後，再脱臼を予防するために内側広筋の強化に努める．

【解答】3

重要ポイント

(2) 膝蓋骨脱臼

1) 側方脱臼

脱臼形態による分類
- 外傷性脱臼：外傷性によるもの
- 反復性脱臼：外傷性脱臼後に繰り返すもの
- 習慣性脱臼：外傷の既往がなく膝の屈曲で脱臼するもの
- 恒久性脱臼：常に脱臼しているもの

＊膝蓋骨外側脱臼は反復性脱臼になりやすい．

症　状

> 膝関節内側支帯部の圧痛．apprehension sign 陽性．

- 脱臼位の場合
  ・膝関節屈曲位で弾発性固定される．
  ・歩行不能となる．
  ・膝蓋骨は外側に偏位している．
- 自然整復後の場合
  ・膝関節内側支帯部の圧痛を認める．
  ・膝蓋骨の不安定性を認める．
  ・不安定感（apprehension sign）を訴える（図Ⅱ-1-3）．

整復法
- 患者坐位で股関節軽度屈曲，膝関節軽度屈曲位とし，膝関節を徐々に伸展しながら，両母指で膝蓋骨を外側から内側へ圧迫する．この際，膝蓋骨を上方に移動しながら，次いで下方へ圧迫し整復する．

固定法
- 膝関節軽度屈曲位で3〜4週固定する．

後療法

> 内側広筋の強化．

- Quad setting などで内側広筋を強化する．
- 再発防止にサポーターなどを用いる．

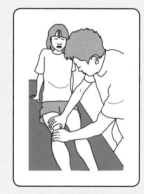

図Ⅱ-1-3　apprehension sign

膝蓋骨を外側に圧迫しながら，膝関節を屈曲すると不安感を訴える

重要ポイント➕

●**膝前部痛（anterior knee pain：AKP）**

　膝前部痛は，スポーツ選手に多くみられる慢性のスポーツ障害である．運動時のしゃがみ込みやジャンプ，膝屈曲時の疼痛を認めることが多い．器質的疾患である膝蓋腱炎，分裂膝蓋骨など原因がはっきりとした障害ではなく，膝蓋腱の深層にある膝蓋下脂肪体の線維化や，膝蓋骨周囲に付着する滑膜や関節包の疼痛と考えられている．

●**膝蓋軟骨軟化症**

　膝蓋骨の関節軟骨に亀裂，軟化が生じ軟骨変形が進行していく疾患である．10〜20歳代に好発する．膝前面の疼痛や軋音，ひっかかり感などが症状として認められ，膝蓋骨を圧迫しながら，近位や遠位，外側および内側方向に動かすと疼痛が誘発されるグライディングテスト（grinding test）が陽性になる．また，膝蓋骨を外側方向に圧迫しながら行う apprehension sign も陽性になることがある．

（3）膝関節脱臼

ポイント● 分類・特徴

予想問題 1-17

外傷性膝関節脱臼で正しいのはどれか．

1. 十字靱帯の損傷を合併することはない．
2. 前方脱臼はダッシュボード損傷で発生する．
3. 膝窩動脈損傷を伴うことが多い．
4. 側方脱臼が最も多い．

1. 膝関節脱臼は強力な外力が働き，十字靱帯や側副靱帯が断裂し発生する．
2. ダッシュボード損傷による受傷では，膝関節屈曲位で脛骨近位端に前方から強い外力を受けて発生するため，後方脱臼となる．
3. 脱臼により転位した大腿骨遠位端部や脛骨近位端部の後面が，膝窩部を走行する膝窩動脈や脛骨神経，総腓骨神経を圧迫することで損傷する．
4. 膝関節脱臼中，前方脱臼が最も多い．

【解答】3

1）前方脱臼

ポイント● 分類・特徴

予想問題 1-18

膝関節前方脱臼で誤っているのはどれか．

1. 膝関節が過伸展され発生する．
2. 不全脱臼になることが多い．
3. 総腓骨神経の損傷により足関節背屈力が低下する．
4. 足背動脈の拍動が消失する．

膝関節前方脱臼は，膝関節が過伸展され発生し，完全脱臼になることが多い．脱臼により大腿骨顆部の前面は脛骨上縁と接しているため，後方に押し出された大腿骨遠位端部により総腓骨神経は圧迫を受ける．この神経は足関節の腓骨筋群や伸筋群を支配しているため，足関節の背屈力が低下する．また，膝窩動脈も圧迫を受けるため，この動脈の枝である足背動脈の拍動は消失する．

【解答】2

● 複合問題

予想問題 1-19

膝関節脱臼で誤っているのはどれか．

1. 前方脱臼は伸展位に弾発性固定される．
2. 後方脱臼は大腿骨顆部の下方で膝蓋骨が水平となる．
3. 側方脱臼は内側脱臼が多い．
4. 回旋脱臼は脛骨が大腿骨に対して回旋して発生する．

1. 前方脱臼は大腿骨が後方に脛骨が前方に位置して伸展位に弾発性固定される．
2. 後方脱臼は過伸展位に弾発性固定され，膝蓋骨は大腿骨顆部の下で水平となり，関節面は上方を向く．
3. 側方脱臼は，内側脱臼と外側脱臼に分類され，外側脱臼の発生頻度が高い．また不全脱臼が多い．
4. まれな脱臼ではあるが，脛骨が大腿骨に対して回旋して発生する．

【解答】3

重要ポイント

（3）膝関節脱臼

前方脱臼（完全脱臼），後方脱臼（ダッシュボード損傷），側方脱臼（内側脱臼），膝窩動脈損傷．

分類・特徴
- 前方脱臼，後方脱臼，側方脱臼（外側脱臼・内側脱臼），回旋脱臼に分類され，前方脱臼が最も多い．
- 脱臼により，十字靱帯や側副靱帯が断裂し，さらに膝窩を走行する膝窩動脈や脛骨神経，総腓骨神経が圧迫，断裂することがある．

1）前方脱臼
発生機序・分類・症状
- 膝関節に過伸展が強制され発生する．

表Ⅱ-1-6　不全脱臼と完全脱臼の比較

	不全脱臼	完全脱臼（多い）
分類		
症状	● 大腿骨顆部は脛骨関節面後方と接している． ● 膝関節は伸展位に弾発性固定される． ● 膝関節の前後径は増大し，下肢長は短縮する．	● 大腿骨顆部の前面に脛骨上縁が接している．

2）後方脱臼
発生機序・分類・症状
- ダッシュボード損傷により発生することが多い．

表Ⅱ-1-7　不全脱臼と完全脱臼の比較

	不全脱臼	完全脱臼
分類		
症状	● 大腿骨関節面後部に脛骨関節面前部が接している． ● 膝関節は過伸展位に弾発性固定される． ● 膝蓋骨は大腿骨顆部の下で水平となり，関節面は上方を向く．	● 大腿骨関節面後部が脛骨関節面を離れて脛骨近位端前面に接している．

3）側方脱臼
特徴
- 内側脱臼よりも外側脱臼が多く，不全脱臼を呈する．
- 膝関節の横径が増大する．

4）回旋脱臼
特徴
- 脛骨が大腿骨に対して回旋して発生するまれな脱臼である．

（4）足部および足趾部の脱臼

2）足根中足関節〔リスフラン（Lisfranc）関節〕脱臼
ポイント● 分類・症状

予想問題 1-20 □□□

足根中足関節（リスフラン Lisfranc 関節）脱臼で誤っているのはどれか．

1. 背側脱臼は軽度尖足位となる．
2. 底側脱臼は足底部に足根骨前部が突出する．
3. 外側脱臼は足内縁に楔状骨が突出する．
4. 内側脱臼は足外縁の近位に立方骨が突出する．

1. 背側脱臼は前足部の短縮を認め，軽度の尖足位変形となり，足趾伸筋の緊張で指は背屈する．
2. 底側脱臼は足背部に足根骨前部の突出する．
3. 外側脱臼は足尖部がやや外転し足内縁は楔状骨の突出，足外縁は第5中足骨基底部の突出を認める．
4. 内側脱臼は足内縁に第1中足骨が突出し，足外縁の陥凹を認め，その近位に立方骨が突出する．

【解答】2

3）足趾部の脱臼
ポイント● 特徴・発生機序・症状

予想問題 1-21 □□□

中足趾節関節脱臼で誤っているのはどれか．

1. 母趾の背側脱臼が多い．
2. 開放性脱臼になることもある．
3. 階段状変形を呈する．
4. 過背屈で脱臼する．

中足趾節関節脱臼は，足趾を強打もしくは跳躍などで母趾が過背屈され発生する．脱臼により，中足趾節関節は過背屈位，趾節間関節は底屈位となりZ字型変形を呈する．また，中足骨骨頭が足底側の皮膚を破り，開放性脱臼になることもある．

【解答】3

● 複合問題

予想問題 1-22 □□□

脱臼と症状の組合せで正しいのはどれか．

1. 膝関節後方脱臼 ―――――― 膝関節屈曲位
2. ショパール関節内側脱臼 ―― 扁平足様変形
3. リスフラン底側脱臼 ――――― 尖足位変形
4. 足母趾背側脱臼 ――――― Z字型変形

1. 膝関節後方脱臼は，膝関節過伸展位に弾発性固定される．
2. ショパール関節内側脱臼は，前足部が内方へ転位するため，外見上内反足様変形となる．
3. 尖足位変形はリスフラン関節背側脱臼に認め，前足部が短縮し，足趾は背屈位となる．
4. 足趾の脱臼は，母趾に多く背側脱臼となる．中足趾節関節は過背屈位，趾節間関節は底屈位となり，Z字型変形を呈する．

【解答】4

（4）足部および足趾部の脱臼

1）横足根関節〔ショパール（Chopart）関節〕脱臼

症状
- 前足部が内方転位したものは内反足様変形を呈し，前足部が外方転位したものは扁平足様変形を呈する．

2）足根中足関節〔リスフラン（Lisfranc）関節〕脱臼

分類・症状

> 背側脱臼（前足部短縮），底側脱臼（足背部に足根骨前部突出），内側脱臼（第1中足骨基部突出），外側脱臼（第5中足骨基部突出），第2中足骨基部骨折が合併．

表Ⅱ-1-8　脱臼方向による分類と症状

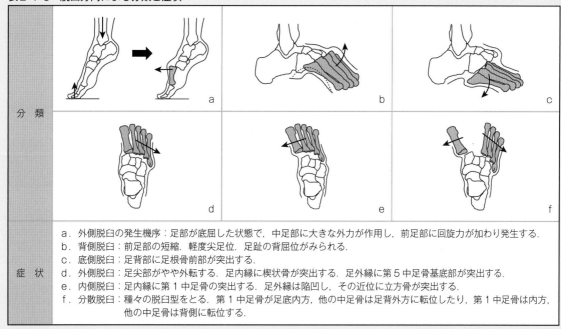

分類	a〜f 図示
症状	a．外側脱臼の発生機序：足部が底屈した状態で，中足部に大きな外力が作用し，前足部に回旋力が加わり発生する． b．背側脱臼：前足部の短縮．軽度尖足位．足趾の背屈位がみられる． c．底側脱臼：足背部に足根骨前部が突出する． d．外側脱臼：足尖部がやや外転する．足内縁に楔状骨が突出する．足外縁に第5中足骨基底部が突出する． e．内側脱臼：足内縁に第1中足骨の突出する．足外縁は陥凹し，その近位に立方骨が突出する． f．分散脱臼：種々の脱臼型をとる．第1中足骨が足底内方，他の中足骨は足背外方に転位したり，第1中足骨は内方，他の中足骨は背側に転位する．

固定法・固定期間
- 下腿中央部より足尖までを約3週固定し，固定除去後は足底板を用いる．

3）足趾部の脱臼

特徴・発生機序
- 母趾の背側脱臼が多い．
- 足趾を強打，跳躍などで母趾を過背屈して発生する．

症状・固定法
- 中足趾節関節は過背屈位，趾節間関節は底屈位となり，Z字型変形を呈する．
- 中足骨骨頭が開放性脱臼となることもある．
- 種子骨や軟部組織の介入により，徒手整復困難な場合もある．
- 下腿遠位部から足尖まで約3〜4週固定する．

臨床実地問題（2）

ポイント● 股関節脱臼の整復法

予想問題 1-23 □□□

35歳男性．走行している乗用車の助手席に搭乗中，運動手が急に飛び出してきた子供を避けた際にハンドルを回し，電柱に強く衝突した．左膝関節前面を車内のダッシュボードに強く打ち負傷した．すぐに救急車で病院に搬送された．大腿骨頭は殿部の後上方に触知し，股関節は屈曲，内転，内旋に弾発性固定されている．患側は健側と比較し，仮性短縮している．この損傷の整復法でないのはどれか．

1. ヒポクラテス法
2. スティムソン法
3. コッヘル法
4. 牽引法

発生機序であるダッシュボード損傷や，股関節屈曲，内転，内旋位での弾発性固定，大腿骨頭を殿部の後上方に触知する．患側は健側と比較して仮性短縮している症状から股関節後方脱臼が考えられる．

1. ヒポクラテス法は肩関節前方脱臼の整復法である．踵骨法とも呼ばれている．この整復法は，腕神経叢損傷などの合併症の発生率が高いことから，近年では禁忌となっている．
2. スティムソン法は腹臥位で行う股関節後方脱臼の整復法である．同様の名称で肩関節前方脱臼の整復法もある．
3. コッヘル法は背臥位で行う股関節後方脱臼の整復法である．回転法とも呼ばれる．同様の名称で肩関節の前方脱臼の整復法もあるが，上腕骨近位端部骨折を合併することから今日ではあまり行われていない．
4. 牽引法は背臥位で行う股関節後方脱臼の整復法である．

【解答】1

ポイント● 膝蓋骨脱臼の発生要因

予想問題 1-24 □□□

19歳女性．大学バスケットボール選手．ジャンプ着地時に膝関節が外反し，屈曲位に弾発性固定され，その場にうずくまっている．膝関節の外側部は隆起して見える．応急処置を行った柔道整復師が，膝関節を徐々に伸展した際に，膝関節外側部の隆起は消失した．膝関節内側支帯の圧痛を認める．この外傷が起きる素因で誤っているのはどれか．

1. 全身関節弛緩性
2. 膝蓋骨高位
3. 大腿骨前捻角の増大
4. FTAの増大

19歳の女性であること，膝関節が屈曲位に弾発性固定され，外側部が隆起，徐々に伸展した際に外側部の隆起が消失し，内側支帯の圧痛を認めることから，膝蓋骨外側脱臼を疑う．膝蓋大腿関節や膝蓋骨関節面の形態異常，内側広筋の脆弱化，膝蓋骨高位，Q-angleおよび大腿骨前捻角の増大，FTAの減少などを素因とし，膝関節の外反や，下腿の外旋力が加わった際に脱臼する．

【解答】4

ポイント● 膝関節の鑑別疾患

予想問題 1-25 □□□

22歳男性．最近になり膝前面の疼痛とひっかかり感などの症状がみられるという．膝蓋骨を圧迫しながら近位や遠位，外側および内側方向に動かすと疼痛が誘発される．また，apprehension signも陽性となる．考えられる疾患はどれか．

1. 膝蓋骨外側脱臼
2. 膝蓋軟骨軟化症
3. 腸脛靱帯炎
4. 内側半月板損傷

　膝蓋骨を圧迫しながら，近位や遠位，内外側方向に動かすと疼痛が誘発される検査法は，グライディングテストである．この方法は，膝蓋軟骨軟化症の有無を確認する検査である．apprehension signも陽性，膝前面の疼痛とひっかかり感などの症状，年齢も20歳代であることからの膝蓋軟骨軟化症と考える．
1. 膝蓋骨外側脱臼はapprehension signは陽性となるが，グライディングテストは陽性とはならない．
3. 腸脛靱帯炎は膝関節の屈伸が繰り返される際に大腿骨外顆と腸脛靱帯との摩擦によって発症する．したがって腸脛靱帯炎で疼痛が誘発されるのは膝関節外側である．またグラスピングテストが陽性となる．
4. 内側半月板損傷では，グライディングテストやapprehension signは陽性とはならない．マックマレーテストなどが陽性となる．

【解答】2

ポイント● 足趾部の脱臼の症状および治療法

予想問題 1-26 □□□

22歳男性．空手の蹴りの練習中，左母趾を過背屈強制され負傷した．患側の足底側に第1中足骨骨頭を触知し，基節骨は過背屈してZ字型変形を呈している．基節骨を他動的に屈曲すると弾発性に元の肢位に戻ってしまう．この損傷で誤っているのはどれか．

1. 指は短縮してみえる．
2. 開放性脱臼になることもある．
3. 遠位方向へ牽引し整復する．
4. 約3〜4週固定する．

　母趾の過背屈強制，足底側に第1中足骨骨頭を触知し，基節骨は過背屈してZ字型変形を呈していること，弾発性固定を認めることから母趾の中足趾節関節の背側脱臼を疑う．脱臼した際に，母趾足底側に存在する内側と外側の種子骨に付着する筋の間に中足骨骨頭が陥入すると，遠位方向への牽引を行った際に，この2つの筋の間で中足骨骨頭は絞扼される．そのため，牽引は禁忌である．整復は背屈を強制し，基節骨基部で下方に直圧を加えて屈曲する．

【解答】3

III 軟部組織損傷

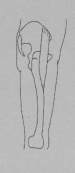
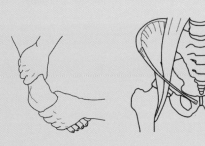
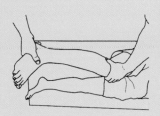
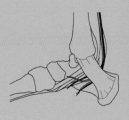

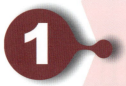

下肢の軟部組織損傷

（1）股関節部の軟部組織損傷

1）股関節拘縮
①股関節屈曲位拘縮

ポイント● 症　状

予想問題 1-1 □□□

尻上がり現象を認める筋はどれか．

1. 中間広筋
2. 内側広筋
3. 外側広筋
4. 大腿直筋

　大腿直筋は，下前腸骨棘から起始し脛骨粗面に停止し，股関節と膝関節をまたぐ2関節筋である．尻上がり現象とは，腹臥位で膝関節を屈曲した際，大腿直筋の拘縮や伸張性の低下が認められると踵部が殿部につかず，股関節前面部が床上からもち上がり，尻がもち上がってみえる現象をいう．一方，大腿骨に起始部をもつ広筋の拘縮を認めても尻上がり現象は起きない．

【解答】4

予想問題 1-2 □□□

股関節屈曲位拘縮で誤っているのはどれか．

1. トーマステスト（Thomas test）が陽性となる．
2. 起立位に腰椎の前彎が強くなる．
3. 腸腰筋の拘縮を認める場合は尻上がり現象がみられる．
4. 背臥位では屈曲位拘縮に気づかないこともある．

　股関節屈曲位拘縮は，股関節屈筋群である腸腰筋，大腿直筋，縫工筋などの損傷により，疼痛を軽減するために股関節屈曲位を保持した結果，発生する．トーマステストは，背臥位で健側の股関節を最大屈曲すると，大腰筋などに硬さがある場合に患側股関節が屈曲し，床に接することなく膝が浮き上がる現象をいう．

【解答】3

②股関節外転位拘縮・内転位拘縮

ポイント● 外転位拘縮と内転位拘縮の相違

予想問題 1-3 □□□

股関節拘縮で誤っているのはどれか．

1. 外転位拘縮は仮性延長が認められる．
2. 屈曲位拘縮は尻上がり現象が認められる．
3. 内転位拘縮は仮性短縮が認められる．
4. 外転位拘縮は患側の骨盤が上がる．

　外転位拘縮は，外転筋群の損傷や疲労などにより，疼痛を軽減するために外転位を保持し続けた結果，発生する．立位で患肢は外転位となるため，外見上，仮性延長を起こす．また，両側の上前腸骨棘を結ぶ線は患側の骨盤が健側より下がっている．一方，内転位拘縮はその逆の症状を呈する．

【解答】4

重要ポイント

（1）股関節部の軟部組織損傷

1）股関節拘縮

①股関節屈曲位拘縮

> トーマステスト陽性．尻上がり現象．

発生機序

- 股関節屈筋群である腸腰筋，大腿直筋，縫工筋などが損傷した場合に，疼痛を軽減するために股関節屈曲位を保持した結果，発生する．

症　状

- 起立時は，骨盤の前方傾斜が増強するため，その代償として腰椎前弯が強くなる（**図Ⅲ-1-1**）．
- 背臥位では骨盤の代償的前傾によって屈曲位拘縮に気づかないことがある〔トーマス（Thomas）テスト：**図Ⅲ-1-2**）〕．
- 大腿直筋の拘縮の場合は，尻上がり現象が認められる（**図Ⅲ-1-3**）．
- 中間・内側・外側広筋の拘縮では尻上がり現象は認められない．

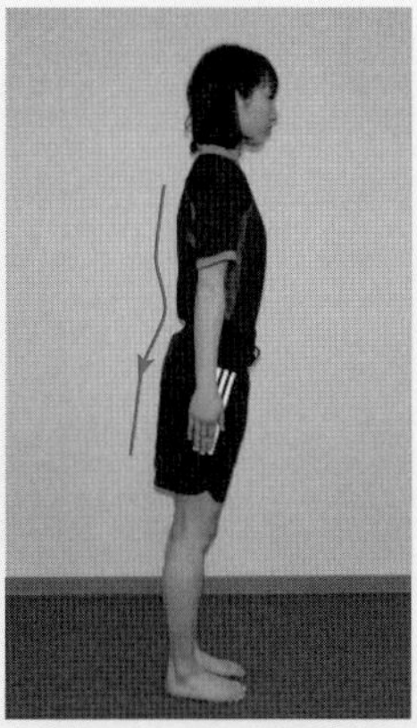

図Ⅲ-1-1　股関節屈曲位拘縮
腰椎の前弯が増強し，骨盤が前傾位となる．この姿勢は，股関節屈筋群の短縮を意味する

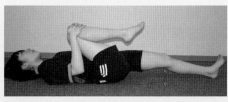

図Ⅲ-1-2　トーマステスト
背臥位で健側の股関節を最大屈曲すると，患側股関節が屈曲し，床に接することなく膝が浮き上がってくる

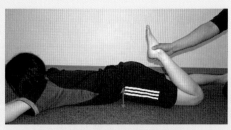

図Ⅲ-1-3　尻上がり現象
腹臥位で膝関節を屈曲して殿部に近づけていくと，2関節筋である大腿直筋に拘縮などを認めると尻が床上から持ち上がってくる

②股関節外転位拘縮・内転位拘縮

> 外転位拘縮（仮性延長）．内転位拘縮（仮性短縮）．

表Ⅲ-1-1　外転位拘縮と内転位拘縮の相違

	外転位拘縮	内転位拘縮
発生機序	● 股関節外転筋群の損傷を起こすと，疼痛を軽減しようと，股関節外転位を保持し続け発生する．	● 股関節内転筋群の損傷を起こすと，疼痛を軽減しようと，股関節内転位を保持し続け発生する．
症　状	● 背臥位で患肢が長く見える（仮性延長）．	● 臥位で患肢が短く見える（仮性短縮）．
	● 両側の上前腸骨棘を結ぶ線が傾斜する．	
	● 患側の骨盤が下がる．	● 患側の骨盤は上がる．
	● 棘果長は左右等長である．	

（1）股関節部の軟部組織損傷

2）鼠径部痛症候群
ポイント● 発生機序・原因・症状

予想問題 1-4　□□□

鼠径部痛症候群で誤っているのはどれか．

1. 股関節の外転筋力の低下を認める．
2. 股関節内転筋群の拘縮を認める．
3. サッカー選手に多い．
4. 体幹や下肢の筋バランスは良好である．

　鼠径部痛症候群とは，サッカー選手に好発する鼠径部周囲の疼痛をいう．良いキック動作は，股関節だけの運動ではなく，体幹と下肢，肩甲帯が連動して動いている．一方，筋バランスや股関節の外転筋力の低下・機能不全・柔軟性の低下，股関節内転筋群の拘縮などが認められた状態でキック動作を行うと，股関節単独での動作になってしまうことがある．その場合，体幹や下肢の連動性は良好とはいえず，股関節周囲へのストレスが発生し，徐々に鼠径部周辺に疼痛や不定愁訴を訴えるようになる．

【解答】4

3）弾発股（ばね股）
ポイント● 分類・症状

予想問題 1-5　□□□

弾発股で正しいのはどれか．

1. 関節内型が多い．
2. 関節内型は腸腰筋腱が原因となる．
3. 関節外型の外側型は大腿筋膜張筋が原因となる．
4. 関節外型の内側型は関節唇の断裂が原因である．

　弾発股は，関節内型と関節外型に分類される．関節内型は関節唇断裂や関節遊離体が原因となり，弾発現象が発生する．関節外型は，内側型と外側型の2種類に分類される．内側型は，股関節屈曲から伸展時に腸腰筋が恥骨隆起を乗り越える際に弾発現象が発生する．外側型は，股関節屈曲から伸展する際に大腿筋膜張筋が大転子を乗り越えるときに弾発現象が発生する．

【解答】3

予想問題 1-6　□□□

弾発股の関節外型で誤っているのはどれか．

1. 他動的に股関節外転位で屈曲伸展や内外旋を行うと弾発現象が誘発されやすい．
2. 滑液包炎を伴うと疼痛を生じる．
3. 腸脛靱帯の肥厚を認めることがある．
4. 大腿筋膜張筋が原因となる．

1, 4. 関節外型の外側型は，股関節の屈曲伸展，内外旋を行うと，大腿筋膜張筋が大転子を乗り越えるときに弾発現象が認められる．また，他動的に股関節内転位を強制した際に同様な運動を行うと弾発現象が誘発されやすくなる．
2. 滑液包炎は疼痛を生じる要因となる．
3. 繰り返しの弾発現象は，腸脛靱帯の肥厚を招く．

【解答】1

（1）股関節部の軟部組織損傷

2）鼠径部痛症候群

発生機序・原因
- サッカーやラグビー選手に多い，何らかの原因によって股関節周囲の筋バランスが崩れ，股関節内転筋群の拘縮や外転筋力の低下によって鼠径部周辺に不定愁訴を訴える（図Ⅲ-1-4）．

症状
- 鼠径部の圧痛を認める．
- 股関節外転筋力の低下が認められる．
- 股関節内転・外転筋群の拘縮が認められる．
- 体幹・下肢の可動域制限を認める．
- 体幹・下肢の安定性や協調性の低下を認める．

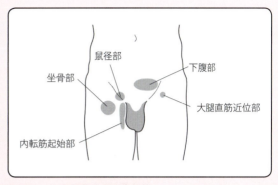

図Ⅲ-1-4　鼠径部痛の発生部位

3）弾発股（ばね股）
- 股関節の運動において弾発現象を起こす病態をばね股という．

分類
- 関節内型（まれ）
- 関節外型（多い）（内側型，外側型）

発生機序
- ランニングなど股関節屈曲，伸展を繰り返す動作によって発生する．

症状
- 関節内型
  ・関節唇の断裂や関節遊離体などが原因で弾発現象が誘発される．
- 関節外型

[内側型]（図Ⅲ-1-5）
・股関節屈曲から伸展時に腸腰筋が恥骨隆起を乗り越える際に発生する．

[外側型]（図Ⅲ-1-6）
・大腿筋膜張筋が大転子の後方から前方へ乗り越える際に発生する．
・腸脛靱帯が肥厚することがある．
・股関節内転位で他動的に屈曲伸展や内外旋を行うと弾発現象が誘発されやすい．
・大転子部の滑液包炎を伴うと疼痛を生じる．

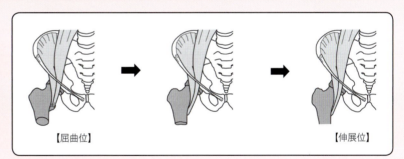

図Ⅲ-1-5　関節外型の内側型
　股関節屈曲から伸展時に腸腰筋が恥骨隆起を乗り越える際に弾発現象が発生する．

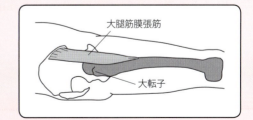

図Ⅲ-1-6　関節外型の外側型
　大腿筋膜張筋が大転子を乗り越える際に弾発現象が発生する．

（1）股関節部の軟部組織損傷

4）ペルテス病
ポイント● 好発年齢・性差・症状

予想問題 1-7 □□□
ペルテス病で正しいのはどれか．
1. 10～12歳に好発する．
2. 女児に多い．
3. 膝関節痛を認める．
4. 5～6歳未満は予後不良である．

1．2．ペルテス病は3～12歳，とくに4～9歳の男児に好発する．
3．来院時の主訴が股関節痛よりも膝関節前面に疼痛を認めることが多い．
4．一般的に5～6歳未満は予後良好で，10歳以降は予後不良と言われている．

【解答】3

予想問題 1-8 □□□
ペルテス病で誤っているのはどれか．
1. 跛行を認める．
2. 10歳以降は予後不良である．
3. 膝関節痛を認める．
4. 脛骨近位骨端内側の骨端症である．

ペルテス病は小児期に発生する阻血性大腿骨頭壊死症である．脛骨近位骨端内側の骨端症はブラント病である．ペルテス病は股関節の疾患ではあるが，股関節から大腿部，膝関節まで疼痛を認めることが多い．これは股関節前面を走行する大腿神経からの関連痛と考えられている．若年者で膝関節痛を認める場合は股関節疾患も念頭に置き，誤診しないように注意する必要がある．5～6歳未満は予後良好，10歳以降は予後不良である．発症年齢が若いほど予後は良好である．

【解答】4

5）大腿骨頭すべり症
ポイント● 好発年齢・性差・症状

予想問題 1-9 □□□
大腿骨頭すべり症で正しいのはどれか．
1. 大腿骨頭が頸部に対して前方へ転位することが多い．
2. 肥満傾向の男児に多い．
3. 両側罹患はない．
4. 阻血性大腿骨頭壊死である．

1．大腿骨頭は頸部に対して後方へ転位する．
2．思春期（10～12歳）の肥満傾向である男児に多い．
3．両側罹患率は20～40％である．
4．阻血性大腿骨頭壊死が原因で発症する疾患はペルテス病である．

【解答】2

予想問題 1-10 □□□
大腿骨頭すべり症で誤っているのはどれか．
1. トレンデレンブルグ徴候（Trendelenburg sign）が陽性となる．
2. ドレーマン徴候（Drehmann sign）を認める．
3. 膝関節痛が続く．
4. 患側股関節は内旋位をとる．

1．2．4．股関節は内旋・屈曲が制限され，ドレーマン徴候が陽性となる．また，高度のすべりが認められるようになると，大腿骨頭は頸部に対して後方へすべるため，大転子は健側と比較し高位となる．また，患側での片脚立脚時に患側よりも健側の骨盤が低くなるトレンデレンブルグ徴候も陽性となる．
3．股関節疾患ではあるが，関連痛で膝関節痛を主訴とすることが多く，慢性例では数カ月続くこともある．

【解答】4

（1）股関節部の軟部組織損傷

4）ペルテス病
- 小児期に発生する阻血性大腿骨骨頭壊死である．

好発年齢・性差・予後

> 4～9歳の男児に多い．

- 3～12歳，とくに4～9歳に好発する．
- 女児に比べ男児に多い．
- 5～6歳未満は予後良好であるが，10歳以降は予後不良となる．

発生機序
- 大腿骨近位骨端核を栄養する外側骨端動脈が閉塞することで阻血性壊死が発生すると考えられているが，この栄養血管が閉塞する理由は不明である（図Ⅲ-1-7）．

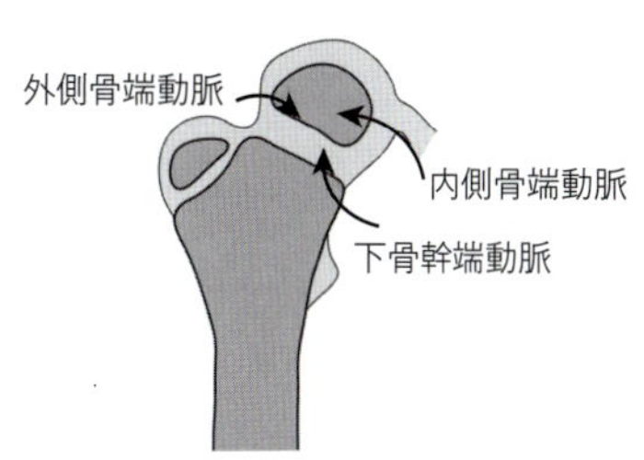

症　状

> 膝関節痛．

- 大腿骨頭が圧潰し変形性関節症を引き起こすことがある．
- 跛行を認めることがある．
- 股関節痛よりも同側の大腿遠位部から膝関節前面にかけての疼痛を訴える．

図Ⅲ-1-7　大腿骨近位骨端部の栄養血管の分布

5）大腿骨頭すべり症
- 思春期に大腿骨近位骨端線で大腿骨骨頭が頸部に対して後方へすべる疾患である．

好発年齢・性差

> 肥満傾向．男児に多い．

- 10～12歳の肥満傾向の男児に多い．
- 両側罹患も20～40％認められる．

発生機序
- 骨形成を促進するホルモンのバランスが乱れることで，骨化が遅延し大腿骨頭のすべりが発生すると考えられているが詳細は不明である．

症　状

> ドレーマン徴候陽性．膝関節痛．

- 急性例
  - 軽微な外傷を契機に強い股関節痛，患肢の荷重不能，可動域制限が生じる．
- 慢性例
  - 股関節の疾患であるが，膝関節痛を伴うことが多いため注意が必要である．
  - 軽度のすべりでは，患肢の内旋，屈曲が軽度に制限される．
  - ドレーマン徴候（Drehmann sign）が陽性となる（図Ⅲ-1-8）．
  - 高度なすべりは大転子高位となり，トレンデレンブルグ徴候（Trendelenburg sign）が陽性となる．

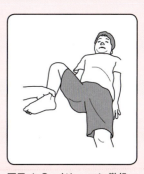

図Ⅲ-1-8　ドレーマン徴候

背臥位で股関節を屈曲していくと大腿前面は腹部に向かず外転・外旋する．

（1）股関節部の軟部組織損傷

6）梨状筋症候群
ポイント● 特徴・症状・鑑別診断

予想問題 1-11 □□□

梨状筋症候群で誤っているのはどれか．

1. 深部腱反射は減弱する．
2. 下肢の筋力低下は認めない．
3. 下肢へのしびれや放散痛を認める．
4. 坐骨神経が絞扼される．

梨状筋症候群は，坐骨神経が梨状筋によって絞扼される神経障害である．絞扼される要因は，梨状筋と坐骨神経の解剖学的要因や股関節外旋筋の柔軟性の低下などが関与している．本疾患は，腰椎部での神経根障害ではないため，深部腱反射の消失や減弱および下肢の筋力低下も認めない．

【解答】1

7）単純性股関節炎
ポイント● 特徴・症状

予想問題 1-12 □□□

単純性股関節炎で正しいのはどれか．

1. 10〜12歳の男児に多い．
2. 阻血性大腿骨頭壊死が原因で発症する．
3. 予後は良好である．
4. 著明な股関節可動域制限を認める．

1. 3〜10歳の男児に多く発症する．
2. 単純性股関節炎は股関節内の滑膜が炎症を起こし，滑液が貯留し，疼痛を誘発する疾患である．
3. 1〜2週の免荷や安静で自然治癒することがほとんどである．
4. 軽度の可動域制限や跛行を認めるが，著明に可動域が制限されることはほとんどない．

【解答】3

8）特発性大腿骨頭壊死症
ポイント● 発生機序

予想問題 1-13 □□□

特発性大腿骨頭壊死症の原因はどれか．

1. 外　傷
2. 潜函病
3. 大腿骨頭腫瘍
4. ステロイド投与

大腿骨頭壊死症は症候性と特発性に分類される．症候性は大腿骨頸部骨折などの外傷性によるもの，潜函病やゴーシェ病などによる閉塞性によるもの，腫瘍などの放射線治療後に発症するもの，大腿骨頭すべり症などの術後に血管が損傷された場合に起こるものの4種に分類される．一方特発性は，非外傷性で原因ははっきりしないが，ステロイド投与やアルコール多飲などが壊死の発症に関与し，二次性に関節症に至るものをいう．

【解答】4

（1）股関節部の軟部組織損傷

6）梨状筋症候群

特徴
- 坐骨神経が梨状筋によって絞扼される神経障害である（図Ⅲ-1-9）.
- 坐骨神経は梨状筋下孔を走行するのがほとんどであるが，坐骨神経が2本に分岐し，梨状筋下行と梨状筋内を走行するタイプや，梨状筋上行や下行を走行するタイプもあり，梨状筋と坐骨神経の関係はバリエーションが多い.
- 梨状筋内を走行する坐骨神経では，梨状筋などの股関節外旋筋の柔軟性の低下などが要因となり，絞扼を受けやすくなる.

症状
- 殿部から下腿，足底へのしびれや放散痛を伴う根性坐骨神経様症状を訴える.
- 下肢の筋力低下や深部腱反射の異常を認めない.

鑑別診断
- 下位腰椎椎間板ヘルニア

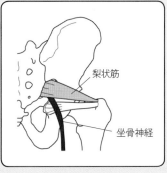

図Ⅲ-1-9 梨状筋症候群

7）単純性股関節炎

特徴
- 小児股関節疾患で最も発生頻度が高い.
- 3〜10歳の男児に多い.
- 滑膜が炎症を起こし，股関節内に滑液が過剰に貯留する疾患である（図Ⅲ-1-10）.

症状
- 患部の腫脹や，軽度の可動域制限，跛行を認めるが，1〜2週の安静で自然治癒する.

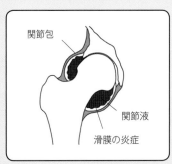

図Ⅲ-1-10 単純性股関節炎の状態

8）特発性大腿骨頭壊死症

発生機序
- 副腎皮質ステロイドの投与歴やアルコール多飲などが関与し発症するといわれているが，詳細な原因は不明である.

症状
- 股関節痛を主として大腿部痛，膝関節痛，坐骨神経痛様症状を訴える.
- 初期は軽度の外転・内旋可動域が制限され，進行すると可動域が減少する.

治療法
- 理学所見，単純X線像，MRI画像を確認し，治療方針を決定する.
- 骨頭の圧潰や変形が進行した場合は，人工関節置換術や骨切り術などを行う.

重要ポイント＋

- 小児・成長期の股関節疾患の発症時期と鑑別
  - 単純性股関節炎は単純X線像の所見に異常はない.
  - 単純性股関節炎は1週程度で自然治癒することが多いが，ペルテス病や大腿骨頭すべり症は長期間の治療を要する.
  - 大腿骨頭すべり症はペルテス病や単純性股関節炎と比較し，発症年齢が高い.

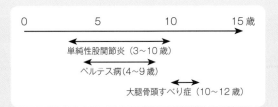

小児・成長期の股関節疾患の発症年齢

(2) 大腿部の軟部組織損傷

1）大腿部の肉ばなれ
ポイント● 特　徴

予想問題 1-14 □□□

肉ばなれで誤っているのはどれか．

1. 筋腱移行部に好発する．
2. 紡錘筋に発生しやすい．
3. 遠心性収縮による受傷が多い．
4. 二関節筋に起きやすい．

　肉ばなれは，二関節筋で羽状筋である大腿直筋やハムストリングスに発生しやすい．スポーツ活動中に遠心性収縮が加わった際，脆弱部位である筋腱移行部で受傷することが多い．

【解答】2

①大腿四頭筋の肉ばなれ
ポイント● 発生機序・好発部位・症状

予想問題 1-15 □□□

大腿四頭筋の肉ばなれで正しいのはどれか．2つ選べ．

1. 股関節屈曲位，膝関節伸展位で筋収縮すると発生する．
2. 中間広筋に好発する．
3. 膝関節屈曲制限を認める．
4. 受傷直後膝くずれを起こす．

1. 股関節伸展位，膝関節屈曲位にて収縮時に発生する．
2. 大腿四頭筋の肉ばなれは大腿直筋に好発する．
3. 腹臥位で膝関節を屈曲していくとストレッチ痛（伸長痛）が誘発され，重度な症例ほど膝関節の屈曲ができない．
4. 疼痛のため，膝関節に力が入らず，膝くずれを起こすこともある．

【解答】3・4

ポイント● 症状・治療法

予想問題 1-16 □□□

大腿四頭筋の肉ばなれで誤っているのはどれか．

1. 完全断裂では受傷直後に陥凹を触知する．
2. 皮下出血斑は24時間経過後に出現する．
3. 急性期は温熱療法を行う．
4. 筋力トレーニングは等尺性収縮から行っていく．

1. 完全断裂の症例では，受傷直後に陥凹を触知できるが，24時間以上経過すると腫脹により触れにくくなる．
2. 3. 血腫の残存は再発の原因となるため，急性期はRICE処置を行い，血腫形成を予防する．温熱療法は急性期以降に実施し，ストレッチ痛の緩和とともに可動域訓練やストレッチングなどの治療も進めていく．
4. 筋力トレーニングは等尺性収縮から行い，症状の改善とともに求心性収縮，遠心性収縮の順で行う．

【解答】3

重要ポイント

(2) 大腿部の軟部組織損傷

1) 大腿部の肉ばなれ

特 徴

> 筋腱移行部に好発．遠心性収縮で受傷．

- 羽状筋に発生しやすい．
- 筋腱移行部に好発する．
- 遠心性収縮による受傷が多い．
- 二関節筋に起きやすい．

発生要因

- 筋疲労
- 筋の柔軟性の低下
- 筋力の不足やアンバランス
- 既往歴
- コンディショニングの不良
- 不適切なウォーミングアップなど
  * 1つの要因だけではなく，上記の複数の要因が重なった場合に発生しやすい．

①大腿四頭筋の肉ばなれ

発生機序・好発部位

> 大腿直筋に多い．

- 大腿直筋に多く，股関節伸展位，膝関節屈曲位での筋収縮で発生しやすい．

症 状

> 膝関節屈曲制限．

- 大腿部前面に痛みを感じる．
- 腫脹は重症度によってさまざまである．
- 硬結や皮下出血斑が認められる．
- 皮下出血斑は受傷後24時間以上経過した場合に出現する．
- 重症例ほど膝関節屈曲制限が生じる．
- 完全断裂では受傷直後に陥凹を触れるが，24時間以上経過した場合は腫脹で触れにくくなる（図Ⅲ-1-11）．
- 受傷直後，膝くずれを起こすことがある．

治療法

- 急性期は血腫の形成を予防するためにRICE処置を行う．
- 急性期以降は可動域訓練，温熱療法，ストレッチングを行う．
- 等尺性収縮から等張性収縮訓練へとトレーニングを行っていく．

スポーツ活動への復帰時期

- 疼痛や可動域制限を認めない．
- 健側と比較し，90%の筋力や柔軟性が回復している．
- 敏捷性（アジリティー）や有酸素能力の改善が得られている．

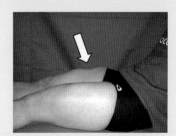

図Ⅲ-1-11 大腿直筋の肉ばなれ

(2) 大腿部の軟部組織損傷

1) 大腿部の肉ばなれ
②ハムストリングスの肉ばなれ
ポイント● 発生機序・症状・治療法

予想問題 1-17 □□□

ハムストリングスの肉ばなれで誤っているのはどれか．

1. 疾走中に受傷することが多い．
2. 膝関節の伸展が制限される．
3. 急性期は RICE 処置を行う．
4. ハムストリングスの筋腹中央部に好発する．

1. 疾走中に下腿が振り出されてから接地するまでの間（遠心性収縮）に受傷することが多い．
2. 疼痛は，腹臥位での膝関節を伸展させる場合や，ハムストリングスを伸張させる SLR テストで誘発される．抵抗時痛も陽性となる．
3. 急性期は RICE 処置を行い，出血量を最小限に抑える．
4. 大腿二頭筋長頭腱の近位部が好発部位である．

【解答】4

2) 大腿部打撲
ポイント● 発生機序・症状・治療法

予想問題 1-18 □□□

大腿部打撲で正しいのはどれか．

1. ハムストリングスのタイトネステストで可動域の減少を認める．
2. 大腿部後面を強打することが多い．
3. 骨化性筋炎の原因となる．
4. 疼痛を認めても他動的にストレッチを行っていく．

大腿部の打撲は，コンタクトスポーツで大腿部前面を強打して発生することが多い．受傷後，膝関節を屈曲させると筋挫傷を起こした筋が伸張されるため，疼痛による膝関節屈曲可動域の制限を認める．急性期では，RICE 処置を行い，血腫形成を可能な限り予防する．急性期が過ぎたら，疼痛のない範囲での自動によるストレッチや温熱療法を行う．暴力的な他動ストレッチは骨化性筋炎の原因となる．

【解答】3

3) 大腿部骨化性筋炎
ポイント● 発生機序

予想問題 1-19 □□□

骨化性筋炎が起こりにくいのはどれか．

1. 上腕骨顆上骨折
2. 橈骨遠位端部骨折
3. 股関節脱臼
4. 大腿部打撲

骨化性筋炎の発生機序に関しては，いまだ不明な点が多いが，外傷による刺激によることが多い．特に上腕部や大腿部に発生することが多い．上肢では上腕骨顆上・外顆骨折，下肢では，股関節脱臼，大腿骨骨幹部骨折，大腿部打撲による合併症として発生する．

【解答】2

重要ポイント

（2）大腿部の軟部組織損傷

1）大腿部の肉ばなれ
②ハムストリングスの肉ばなれ
発生機序
> 介達外力による受傷．ハムストリングス近位部の損傷が多い．

- ハムストリングス近位部での損傷が多い（とくに大腿二頭筋長頭腱近位部）．
- 疾走中の下肢の振り出し動作などでハムストリングスが遠心性収縮され受傷する．
- 相手に押されるなど膝関節伸展位で股関節の屈曲が強制された場合に受傷する（まれ）．

症　状
- 腫脹や皮下出血斑，硬結は重症度の程度に応じてさまざまである（図Ⅲ-1-12）．
- 陥凹は受傷直後に認め，時間とともに腫脹が増えると陥凹を触れにくくなる．
- 腹臥位では膝関節伸展が制限される．
- 背臥位では股関節屈曲・膝関節伸展位（ハムストリングスのタイトネステスト）が制限される．
- 抵抗時痛が認められる．

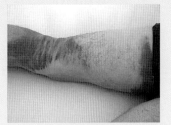

図Ⅲ-1-12　ハムストリングス肉ばなれの皮下出血斑

治療法
- 大腿四頭筋の肉ばなれ同様に，急性期は RICE 処置を行う．
- 急性期以降は，温熱療法から可動域訓練，ストレッチングを行う（図Ⅲ-1-13）．
- 可及的速やかにバイクトレーニングなどによる自動可動域訓練を行う．
- 筋力トレーニングは等尺性収縮から等張性収縮訓練へと進めていく．

2）大腿部打撲
発生機序
> 大腿部前面．急性期（RICE 処置）．合併症（骨化性筋炎）．

- サッカーなどコンタクトスポーツにおいて相手の膝や肘などが大腿部前面を強打して発生する．

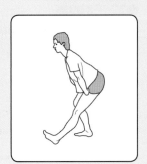

図Ⅲ-1-13　ハムストリングスのストレッチ

症　状
- 受傷直後から鈍痛や膝関節の屈曲制限（踵殿部距離：HBD の延長）を認める．
- 受傷翌日は腫脹，圧痛，膝関節の屈曲制限など症状の悪化をみる．
- 腫脹著明な場合は筋内圧が上昇し，急性コンパートメント症候群を合併する．
- 慢性化による骨化性筋炎や，筋組織の硬結を触知した場合，膝関節屈曲制限を認める（図Ⅲ-1-14）．

治療法
- 急性期には RICE 処置を行い，徐々に自動によるストレッチや温熱療法を行っていく．

3）大腿部骨化性筋炎
発生機序
- 大腿部挫傷の治療時期が遅れた，無理な可動域訓練，再受傷の繰り返しで骨化形成が認められる．

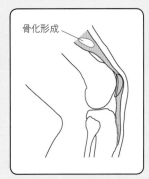

図Ⅲ-1-14　骨化性筋炎

症状・治療法
- 膝関節の屈曲制限（踵殿部距離：HBD の延長）を認める．
- 大腿前面と側面に腫脹と圧痛，熱感が出現する．
- 局所を安静させ，腫脹や圧痛の軽減とともに，徐々に自動可動域訓練などを進めていく．

(3) 膝関節部の軟部組織損傷

1) 半月板損傷

ポイント● 特徴・発生機序

予想問題 1-20 □□□

半月板損傷で正しいのはどれか．

1. 円板状半月の損傷は高齢者に多い．
2. 成人では内側半月板損傷が多い．
3. 高齢者では前十字靱帯損傷を合併することが多い．
4. 膝関節過伸展位で受傷する．

1. 円板状半月とは，半月板が脛骨関節面の辺縁部だけでなく，中央部も覆っている状態をいう．小児の外側に多い．
2. 成人では内側半月板損傷が多い．その理由は，内側半月に内側側副靱帯深層線維が付着するため，可動性が少ないことや，受傷肢位である大腿内旋・膝屈曲位は，膝に外反のストレスが加わりやすいからである．
3. 高齢者は変性を基盤として損傷することが多いため，前十字靱帯損傷や内側側副靱帯損傷と合併することは少ない．
4. 膝関節屈伸の際，下腿の回旋が加わり受傷するため，膝関節過伸展位での受傷ではない．

【解答】2

ポイント● 症　状

予想問題 1-21 □□□

半月板損傷で誤っているのはどれか．

1. ロッキングが出現する．
2. 関節水腫を認める．
3. 荷重痛がみられる．
4. 半月板前節の断裂が多い．

半月板損傷は膝関節を屈曲した状態で下腿の回旋力が加わると，大腿骨と脛骨の間で半月板の一部が挟まり，ロッキングや運動時，荷重時に疼痛が発生し，関節水腫を認めるようになる．内側半月板の中節から後節にかけての断裂が好発する．

【解答】4

ポイント● 徒手検査法

予想問題 1-22 □□□

半月板損傷の徒手検査法はどれか．2つ選べ．

1. グラスピングテスト（grasping test）
2. マックマレーテスト（McMurray test）
3. 圧迫アプレイテスト（Apley test）
4. Ｎテスト

1. グラスピングテストは腸脛靱帯炎を疑うときに用いる鑑別テストである．
2. マックマレーテストは半月板損傷の鑑別テストである．
3. 圧迫アプレイテストは半月板損傷の鑑別テストである．
4. Ｎテストは前十字靱帯損傷の鑑別テストである．

【解答】2・3

予想問題 1-23 □□□

膝関節損傷の検査法で，下腿を内反・外旋させた状態から膝関節を徐々に伸展させたときに疼痛とクリックを認めた．考えられる損傷はどれか．

1. 腸脛靱帯炎
2. 内側半月板損傷
3. 前十字靱帯損傷
4. 外側半月板損傷

半月板損傷を疑うときは，マックマレーテスト（McMurray test）や圧迫アプレイテスト（Apley test）を用いて徒手検査を行う．マックマレーテストは，下腿を内反・外旋させた状態から膝関節を徐々に伸展させたときに疼痛とクリックを認める場合は内側半月板損傷を疑う．一方，下腿を外反・内旋させた状態から膝関節を徐々に伸展させたときに同様の症状を認めた場合は，外側半月板損傷を疑う．

【解答】2

> 重要ポイント

（3）膝関節部の軟部組織損傷

1）半月板損傷

特　徴

> 小児（外側の円板状半月による損傷），成人以降（内側半月板損傷）．

- 若年者はスポーツ活動で内側側副靱帯損傷や前十字靱帯損傷とともに内側半月板を損傷することが多い．
- 小児は外側の円板状半月による損傷が多い．
- 高齢者は変性を基盤として損傷することが多い．
- 内側半月板には内側側副靱帯の線維が付着し可動性が少ないため，外側半月板より損傷しやすい．
- 半月板中節から後節での断裂が多い．

発生機序

- 膝関節屈伸の際，下腿の回旋が加わることで受傷する．

表Ⅲ-1-2　内側半月板損傷と外側半月板損傷での比較

	内側半月板損傷	外側半月板損傷
発生機序	● 下腿が固定された大腿内旋・膝屈曲位の状態で膝伸展する際に下腿が外旋される．	● 下腿が固定された大腿外旋・膝屈曲位の状態で膝伸展する際に下腿が内旋される．

症　状

> 関節水腫，嵌頓症状．

- 関節水腫，関節裂隙に一致した圧痛が認められる．
- 引っかかり感を伴う運動時痛や荷重時痛を認める．
- 嵌頓症状（ロッキング）がみられる．

徒手検査法

> マックマレーテスト陽性．

- マックマレーテスト（McMurray test）や圧迫アプレイテスト（Apley test）が陽性となる．

表Ⅲ-1-3　マックマレーテストの手技

内側半月を調べる場合	外側半月を調べる場合
外旋	内旋

① 背臥位で膝関節屈曲位とし，検者は下腿あるいは踵部を把持する．
② 下腿を内反・外旋させる（内側半月の場合），下腿を外反・内旋させる（外側半月の場合）．
③ 膝関節を伸展させ，もう一方の手で関節裂隙を触知し疼痛やクリックの有無を確認する．

治療法

- 急性期はRICE処置を行う．
- 疼痛や腫脹の軽減が認められたら，温熱療法や筋力トレーニングを行う．
- 前十字靱帯などの複合損傷を認める場合や，嵌頓症状を繰り返す，円板状半月損傷などは観血療法が望ましい．

（3）膝関節部の軟部組織損傷

2）側副靱帯損傷
①内側側副靱帯損傷

ポイント● 発生機序・症状

予想問題 1-24 □□□

膝関節内側側副靱帯損傷で正しいのはどれか．

1. 内側側副靱帯損傷では内反不安定性が認められる．
2. 内側側副靱帯の単独損傷は少ない．
3. 嵌頓症状を認める．
4. 内側側副靱帯損傷の発生は外側側副靱帯損傷より多い．

1. 内側側副靱帯は膝関節の外反と外旋を抑制しているため，この靱帯が損傷すると外反不安定性や疼痛を認める．
2. 内側側副靱帯損傷は前十字靱帯損傷や内側半月板損傷などと合併して損傷することは少なく，単独損傷が多い．
3. 嵌頓症状は半月板損傷に起こる症状である．
4. 外側側副靱帯損傷の発生はまれである．

【解答】4

ポイント● 徒手検査法

予想問題 1-25 □□□

図は何の検査か．

1. 前十字靱帯損傷
2. 腸脛靱帯炎
3. 内側側副靱帯損傷
4. 外側半月板損傷

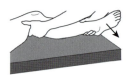

図は外反ストレステストであり，内側側副靱帯損傷に対するテスト法である．ほかに現在はほとんど行われていないが，牽引アプレイテストがある．前十字靱帯損傷のテスト法は，ラックマンテストや前方引き出しテスト，Nテストなどがあり，腸脛靱帯炎はグラスピングテスト，外側半月板損傷はマックマレーテスト，圧迫アプレイテストなどがある．

【解答】3

ポイント● 内側側副靱帯損傷の分類

予想問題 1-26 □□□

Ⅱ度の内側側副靱帯損傷でみられるのはどれか．2つ選べ．

1. 膝関節軽度屈曲位で外反不安定性はみられるが伸展位ではみられない．
2. 靱帯の部分断裂である．
3. 膝関節軽度屈曲位や伸展位で外反不安定性がみられる．
4. 膝関節外反不安定性はみられない．

外反ストレステストにおいて，外反不安定性がない場合はⅠ型損傷，膝関節約30°屈曲位で外反不安定性が認められ，伸展位で不安定性をみない場合はⅡ度損傷で部分断裂となる．また膝関節伸展位と約30°屈曲位で外反不安定性がみられる場合はⅢ度損傷で完全断裂となる．Ⅲ度損傷の場合は，前十字靱帯損傷を合併していることが多い．

【解答】1・2

> 重要ポイント

(3) 膝関節部の軟部組織損傷

2) 側副靱帯損傷

発生頻度
- 内側側副靱帯損傷が圧倒的に多く，外側側副靱帯損傷はほとんどない．

①内側側副靱帯損傷

発生機序
- 膝関節に強い外反力が加わり損傷する．

症状
- 内側側副靱帯に沿った圧痛を認める．
- 外反不安定性や疼痛を認める．
- 膝関節部の腫脹や疼痛，皮下出血がみられる．

徒手検査法

> 内側側副靱帯損傷（外反ストレステスト）．

- 外反ストレステストや牽引アプレイテストが陽性となる．

表Ⅲ-1-4　外反ストレステストの手技

膝関節約30°屈曲位	膝関節0°伸展位
● 30°屈曲位で外反不安定性を認めるが，伸展位では不安定性を認めない場合は内側側副靱帯の単独損傷である．	● 膝関節伸展位で明らかな外反不安定性を伴う場合は前十字靱帯損傷を合併した内側側副靱帯損傷である．

内側側副靱帯損傷の分類
- 臨床症状からⅠ～Ⅲ型に分類される．
  - Ⅰ型：膝関節内側に軽度の疼痛を訴えるが，外反ストレスでの不安定性はない．
  - Ⅱ型：靱帯部分断裂で膝内側に疼痛と局所の圧痛を訴え，膝関節約30°屈曲位で外反不安定性を認める．
  - Ⅲ型：靱帯は完全断裂する．外反不安定性は膝関節約30°屈曲位，伸展位ともに認められ，前十字靱帯損傷を合併する．

治療法
- 急性期はRICE処置を行い，膝関節軽度屈曲位で固定する．
- 疼痛の軽減に伴い，大腿四頭筋やハムストリングスを中心に運動療法を行う．
- 受傷肢位である膝関節外反にならないように指導する．

（3）膝関節部の軟部組織損傷

3）十字靱帯損傷
①前十字靱帯損傷

ポイント● 発生機序・症状

予想問題 1-27 □□□

前十字靱帯損傷で誤っているのはどれか．

1. 膝くずれを認める．
2. 嵌頓症状がみられる．
3. 関節血腫による膝蓋跳動を認める．
4. 膝関節の不安定感がみられる．

　非接触型による受傷は単独損傷が多い．女子バスケットボール選手のジャンプ着地や，急激なストップ動作などで好発する．その理由は，大腿骨前捻角やQ-angleの増大など身体的特徴が関与し，膝関節が外反位になりやすいからである．前十字靱帯が損傷すると，膝関節不安定感や疼痛，膝くずれ（giving way），関節血腫，pop音（断裂音）などが認められるようになる．嵌頓症状は，半月板損傷にみられる症状である．

【解答】2

ポイント● 徒手検査法

予想問題 1-28 □□□

前十字靱帯損傷の検査法でないのはどれか．

1. Nテスト
2. 前方引き出しテスト（anterior drawer test）
3. ラックマンテスト（Lachman test）
4. マックマレーテスト

　マックマレーテストは膝関節屈曲位とし，下腿を内反・外旋，外反・内旋させた状態から膝関節を徐々に伸展させ内側・外側半月板損傷の有無を確認する検査法である．Nテスト，前方引き出しテスト，ラックマンテストは前十字靱帯損傷の診断に用いる検査法である．

【解答】4

予想問題 1-29 □□□

膝関節を90°屈曲位で，足部を把持し，他方の母指を腓骨後方にあて外反力と下腿の内旋力を加えながら膝を徐々に伸展させたとき前方への亜脱臼や不安感を訴える検査法はどれか．

1. Nテスト
2. 前方引き出しテスト
3. 圧迫アプレイテスト
4. ラックマンテスト

　前方引き出しテストは，股関節45°屈曲位，膝関節90°屈曲位で，脛骨近位端を把持し前方へ引き出した際に，脛骨が前方に移動するか否かを確認する前十字靱帯損傷を診断する検査法である．圧迫アプレイテストは腹臥位とし，膝関節90°屈曲位で足部を下方へ圧迫しながら下腿に内外旋させ，疼痛やクリック音の有無で半月板損傷を診断する検査法である．ラックマンテストは背臥位とし，大腿遠位端に対し，脛骨近位端を前方に引き出し，end pointの有無で前十字靱帯の損傷を診断する検査法である．

【解答】1

（3）膝関節部の軟部組織損傷

3）十字靱帯損傷

①前十字靱帯損傷

特　徴

> 非接触型（単独損傷）．

- 非接触型は女子バスケットボールや女子ハンドボール選手に多い．
- 非接触型は単独損傷が多い．
- 接触型は柔道，ラグビー，アメリカンフットボール選手などに多い．

発生機序

- 非接触型
  ・ジャンプ後の着地動作，急激なストップ動作や方向転換などに多くみられる．
- 接触型
  ・膝関節の外反や下腿の回旋により発生する．

症　状

> 膝関節不安定感．膝くずれ．関節血腫．膝蓋跳動．pop 音．

- 膝関節の不安定感と疼痛を認める．
- 膝の脱力感や膝くずれ（giving way），関節運動制限を認める．
- 関節血腫のため膝蓋跳動がみられる．
- 受傷時の pop 音（断裂音）を自覚する．

徒手検査法

> ラックマンテスト陽性．N テスト陽性．

- ラックマンテスト（Lachman test）や前方引き出しテスト（anterior drawer test），N テストが陽性となる．

表Ⅲ-1-5　各検査法の実施法

ラックマンテスト (Lachman test)	前方引き出しテスト (anterioir drawer test)	N テスト
①背臥位とし，膝関節軽度屈曲位とする． ②一方の手で大腿遠位部外側を，他方の手で下腿近位端を内側から把持して前方に引き出す． ③end point の有無を確認する．	①背臥位とし，股関節 45°屈曲位，膝関節 90°屈曲位とし，足部を固定する． ②脛骨近位端を把持しながら手前に強く引く． ③脛骨が前方に移動するか否かを確認する．	①背臥位とし，一方の手で足部外側を握り，他方の手の母指を腓骨後方にあて外反力と下腿の内旋力を加える． ②膝を 90°屈曲位から徐々に伸展させる． ③20°～40°屈曲位付近で下腿が前方へ亜脱臼するか，あるいは不安感を訴えるかを調べる．

(3) 膝関節部の軟部組織損傷

ポイント● 治療法

予想問題 1-30　☐☐☐

前十字靱帯損傷の治療法で正しいのはどれか．2つ選べ．

1. 手術までギプス固定とし安静とする．
2. 急性期以降は膝関節可動域訓練などの運動療法を行う．
3. 膝くずれを繰り返す場合でも保存療法が望ましい．
4. 断裂した前十字靱帯は観血療法を第一選択とする．

　前十字靱帯の断裂は，靱帯の癒合を見込めないため観血療法を選択することが多い．また，膝くずれを繰り返す場合も，二次的に関節軟骨や半月板損傷を伴うことが多いため，観血療法が望ましいとされている．急性期は関節血腫で伸展位をとれないため，膝関節軽度屈曲位にて固定する．疼痛の軽減が認めたら，可及的速やかに膝関節の可動域訓練や大腿部の筋力トレーニングを行う．観血療法は，筋力や関節可動域を受傷前の状態に戻してから行うため，「1．手術まではギプス固定とし安静とする」は筋力の低下や関節拘縮を起こすため誤りである．

【解答】2・4

② 後十字靱帯損傷

ポイント● 発生機序・症状

予想問題 1-31　☐☐☐

後十字靱帯損傷で誤っているのはどれか．

1. 脛骨粗面部に擦過傷をみることがある．
2. 嵌頓症状がみられる．
3. サギング徴候（sagging sign）を認める．
4. ダッシュボード損傷で発生する．

1．4．後十字靱帯は，転倒やダッシュボード損傷によって脛骨近位端前面を強打して受傷することが多いため，脛骨粗面部に擦過傷を認めることがある．
2．嵌頓症状は半月板損傷によくみられる症状である．
3．後十字靱帯損傷は，脛骨に付着する部位での損傷が多いため，膝窩部の疼痛を認めることが多い．

【解答】2

ポイント● 徒手検査法

予想問題 1-32　☐☐☐

膝関節損傷と検査法との組合せで正しいのはどれか．

1. 前十字靱帯損傷 ―――― ラックマンテスト
2. 後十字靱帯損傷 ―――― Nテスト
3. 内側側副靱帯損傷 ―――― マックマレーテスト
4. 半月板損傷 ―――――― グラスピングテスト

1．前十字靱帯損傷の検査法はラックマンテスト，前方引き出しテスト，Nテストなどがある．
2．後十字靱帯損傷の検査法は後方引き出しテストやサギング徴候がある．
3．内側側副靱帯損傷の検査法は外反ストレステストがある．
4．半月板損傷の検査法は，マックマレーテストや圧迫アプレイテストがある．

【解答】1

重要ポイント

(3) 膝関節部の軟部組織損傷

3) 十字靱帯損傷

①前十字靱帯損傷

治療法

- 断裂した前十字靱帯は保存療法では癒合しないため,観血療法を選択することが多い.
- 保存療法の適応は日常生活レベルで不安定感がない場合とする.
- 不安定感が強く膝くずれを繰り返す場合は,二次的に関節軟骨や半月損傷をもたらす.
- スポーツ選手や日常生活動作で障害がある場合は観血療法が望ましい.
- 急性期は腫脹(関節血腫)のため膝関節軽度屈曲位で固定し,可及的速やかに可動域訓練を開始する.
- 観血療法を行うまで膝関節可動域訓練,大腿部の筋力トレーニングなどの運動療法を行う.

②後十字靱帯損傷

発生機序

> ダッシュボード損傷.脛骨近位端前面を強打.

- 膝関節90°屈曲位で脛骨近位端前面を強打して発生する.
- 転倒による受傷が多い.
- ダッシュボード損傷やスポーツ活動中に発生する.

症　状

> 脛骨粗面部の擦過傷.

- 脛骨粗面部に擦過傷などが認められることがある.
- 脛骨付着部断裂が多いため膝窩部の疼痛を訴える.
- 関節血腫を伴う.

徒手検査法

> サギング徴候の出現.

- 後方引き出しテスト陽性(posterior drawer test).やサギング徴候(sagging sign)が出現する.

表Ⅲ-1-6　各検査法の実施法

後方引き出しテスト	サギング徴候
①背臥位で股関節45°屈曲位,膝関節90°屈曲位とする. ②脛骨近位端を後方へ押し込む. ③脛骨が後方に移動するか否かを確認する.	①背臥位で,膝関節屈曲位とする. ②患健側を比較し患側の脛骨近位端が健側よりも後方へ落ち込むのを視診で確認する. ＊受傷後時間が経過した症例にみられる.

治療法

- 保存療法を第一とするが,高度の不安定性を有し日常生活に支障をきたす場合は観血療法の適応となる.
- 急性期は安静とし,疼痛の軽減がみられたら大腿四頭筋を中心とした筋力訓練を行っていく.

(3) 膝関節部の軟部組織損傷

4）その他の膝関節の軟部組織損傷
①オスグッド・シュラッター病（Osgood-Schlatter病）
ポイント● 特徴・症状・治療法

予想問題 1-33 □□□

オスグッド・シュラッター病で誤っているのはどれか．

1. 脛骨粗面の隆起を認める．
2. 女児に多い．
3. 10歳代前半に発生する骨端症である．
4. 大腿四頭筋のストレッチが有効である．

脛骨粗面の二次骨化核が癒合する10歳代前半のスポーツ活動を行っている男児に多く発生する．脛骨粗面の骨端軟骨が脆弱な時期にジャンプやダッシュ動作などを繰り返すと，膝蓋腱を介して脛骨粗面が牽引され発生する．成長期やスポーツ活動によって大腿四頭筋は柔軟性の低下を認めることが多いため，ストレッチを行う必要がある．ハムストリングスの筋力訓練を行い大腿四頭筋優位の活動を修正することも必要である．膝蓋腱に圧迫バンドを巻き，疼痛の軽減を図ることもある．

【解答】2

②ジャンパー膝（Jumper's knee）
ポイント● 特徴・症状・治療法

予想問題 1-34 □□□

ジャンパー膝で誤っているのはどれか．

1. トーマステストが陽性となる．
2. 膝蓋骨遠位端に圧痛がみられる．
3. 運動後のアイシングが有効である．
4. 膝伸展機構のオーバーユース症候群である．

ジャンパー膝は，ジャンプを繰り返すスポーツ選手に多い膝伸展機構のオーバーユース症候群（overuse syndrome）である．症状は，膝蓋骨遠位端に圧痛と屈曲可動域の減少がみられる．また，腹臥位で他動的に膝を深く屈曲すると疼痛が誘発されるため，その疼痛を避けるために床上へ尻が突き上がる尻上がり現象が陽性となる．運動後のアイシングと大腿四頭筋などのストレッチングが治療に有効である．トーマステストは腸腰筋のタイトネスをみるテストである．

【解答】1

③腸脛靱帯炎
ポイント● 特徴・症状・治療法

予想問題 1-35 □□□

腸脛靱帯炎で正しいのはどれか．

1. 陸上短距離選手に多い．
2. 外反膝の人に好発する．
3. グライディングテストが陽性となる．
4. 膝屈曲位から伸展させると運動痛がみられる．

1，2．陸上長距離選手の内反膝傾向の選手に多い．
3．グライディングテストは膝蓋軟骨軟化症を疑うときに用いる検査法である．腸脛靱帯炎ではグラスピングテストが陽性となる．
4．陸上長距離の内反膝傾向を認める選手は，膝屈曲位から伸展させる運動を繰り返し行うことで，腸脛靱帯が大腿骨外顆と摩擦が生じやすく炎症が起きやすい．

【解答】4

> 重要ポイント

(3) 膝関節部の軟部組織損傷

4) その他の膝関節の軟部組織損傷

①オスグッド・シュラッター病（Osgood-Schlatter病）

> 脛骨粗面の膨隆．大腿四頭筋のストレッチ．

特徴・発生機序
- 10歳代前半の男児に好発する骨端症の1つである．
- 大腿四頭筋の収縮を繰り返す動作により脛骨粗面を牽引する力が働き発生する．

症状
- 重症化すると脛骨粗面部の膨隆がみられる（図Ⅲ-1-15）．
- 脛骨粗面部の疼痛と運動時痛を認める．
- 骨端線が閉鎖する18歳頃には症状は消失することがほとんどである．

治療法
- 局所を安静させ，膝蓋腱への圧迫バンドを行う．
- 大腿四頭筋のストレッチを行う．

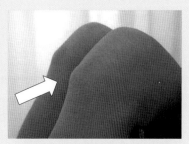

図Ⅲ-1-15　オスグッド・シュラッター病の外観

②ジャンパー膝（Jumper's knee）

> 膝蓋骨遠位端．尻上がり現象陽性．運動後のアイシング．

特徴・発生機序
- 膝蓋骨遠位端に生じる膝蓋腱炎である（図Ⅲ-1-16）．
- ジャンプを頻回に繰り返す膝伸展機構のオーバーユース症候群（overuse syndrome）である．

症状
- 膝蓋骨遠位端の圧痛と運動時痛を認める．
- 尻上がり現象が陽性になることが多い．

治療法
- 運動後にアイシングを行う．
- 大腿四頭筋，ハムストリングスのストレッチと筋力訓練を行う．

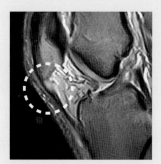

図Ⅲ-1-16　ジャンパー膝のMRI像

③腸脛靱帯炎

> 腸脛靱帯と大腿骨外顆との摩擦．内反膝の長距離ランナー．グラスピングテスト陽性．

特徴・発生機序
- 膝関節の屈曲伸展を繰り返す動作で腸脛靱帯と大腿骨外顆との摩擦によって発生する．
- 内反膝の長距離ランナーに多い．

症状
- 膝関節外側部の圧痛と膝屈曲から伸展する際の運動時痛を認める．
- グラスピングテスト（grasping test）が陽性となる（図Ⅲ-1-17）．

治療法
- 運動後のアイシングや腸脛靱帯のストレッチを行う．

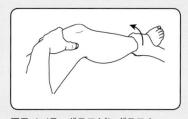

図Ⅲ-1-17　グラスピングテスト
大腿骨外側顆上部の腸脛靱帯を圧迫させながら膝屈曲位から伸展させると大腿骨外顆部に疼痛が誘発される．

（4）下腿部の軟部組織損傷

1）アキレス腱断裂

ポイント● 特　徴

予想問題 1-36 ☐☐☐

アキレス腱断裂の好発部位はどこか．

1. 筋腹部
2. 筋腱移行部狭窄部
3. 狭窄部
4. アキレス腱付着部

　アキレス腱断裂は，アキレス腱の付着である踵骨隆起より近位に 2～6 cm の狭窄部で好発する．ついで，筋腱移行部に多い．狭窄部は血流が悪く腱の変性に陥りやすいため，断裂しやすい．

【解答】3

ポイント● 症　状

予想問題 1-37 ☐☐☐

アキレス腱断裂の症状で正しいのはどれか．

1. つま先立ちは不能である．
2. シモンズ・トンプソンテスト（Shimmonds-Thompson test）は陰性である．
3. 足関節底屈は不能である．
4. 足関節を背屈するとアキレス腱が緊張する．

　アキレス腱断裂は腱の断端が離開するため，陥凹を触知する．また，足関節に力の伝達が伝わらないため，つま先立ちは不能，シモンズ・トンプソンテストは陽性となる．一方，足関節の底屈は可能である．その理由には，足関節底屈筋である長母指屈筋，長指屈筋，後脛骨筋の作用によって，わずかではあるが底屈できるからである．

【解答】1

予想問題 1-38 ☐☐☐

アキレス腱断裂の症状で正しいのはどれか．

1. 受傷直後は断裂部が膨隆してみえる．
2. つま先立ちができる．
3. 足関節の底屈は可能である．
4. 下腿三頭筋をつかむと足関節が底屈する．

1. アキレス腱断裂は，ジャンプの着地など下腿三頭筋の遠心性収縮によって発生するため，腱の断裂部は離開し，陥凹を触知する．
2. 断裂によって下腿三頭筋の底屈作用が足関節に伝わらないため，つま先立ちは不能となる．
3. 下腿三頭筋以外の足関節屈筋群は断裂していないため，足関節底屈はわずかに可能である．
4. アキレス腱断裂では，下腿三頭筋の筋腹をつまむと力が足関節に伝わらず，底屈しない．

【解答】3

ポイント● 徒手検査法

予想問題 1-39 ☐☐☐

アキレス腱断裂の診断に用いる徒手検査法はどれか．2つ選べ．

1. トムゼンテスト（Thomsen test）
2. ラックマンテスト
3. シモンズ・トンプソンテスト
4. マトレステスト（Matles test）

　アキレス腱断裂の徒手検査法は，シモンズ・トンプソンテストとマトレステストがある．トンプソンテストの陽性所見は下腿三頭筋を手でつかむと足関節に力が伝達せず底屈がみられない．マトレステストの陽性所見は，腹臥位で患側を膝関節 90°屈曲するとアキレス腱が緊張しないため，足関節が背屈する現象をいう．トムゼンテストは上腕骨外側上顆炎の検査法である．ほかにチェアーテストがある．ラックマンテストは前十字靱帯損傷に用いる検査法である．ほかに，前方引き出しテストとNテストがある．

【解答】3・4

重要ポイント

（4）下腿部の軟部組織損傷

1）アキレス腱断裂

特徴

> アキレス腱狭窄部．40歳前後．

- 発生にはアキレス腱の変性が基因とされており，中年以降（40歳前後）に発生しやすい．
- アキレス腱狭窄部（踵骨隆起から近位に2～6 cm）で好発する．

発生機序

> 介達外力．

- ジャンプの着地など足部が背屈強制される下腿三頭筋の遠心性収縮によって発生する．
- 介達外力によって発生することが多い（直達外力ではまれ）．

症状

> 断裂音．断裂部の陥凹．足関節底屈可能．歩行可能．つま先立ち不能．

- 断裂音（pop音）を聴取する．
- 「バットで殴られた」，「ボールがぶつかった」などと訴える．
- 圧痛を認めるが疼痛は比較的少ない．
- 断裂部の陥凹を触知する（図Ⅲ-1-18）．
- 跛行を伴うが，歩行可能である．
- 足関節の底屈はわずかだが可能である．
- つま先立ちは不能である．

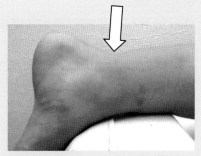

図Ⅲ-1-18　アキレス腱断裂部の陥凹

徒手検査法

> シモンズ・トンプソンテスト陽性．マトレステスト陽性．

- シモンズ・トンプソンテスト（Simmonds-Thompson test）やマトレステスト（Matles test）が陽性となる．

表Ⅲ-1-7　シモンズ・トンプソンテストの実施法と陽性所見

健側	患側
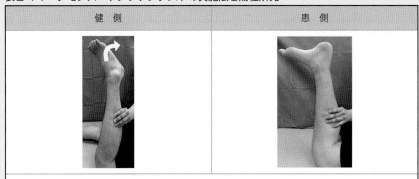	

- 腹臥位で，膝関節90°屈曲位で下腿三頭筋をつかむと健側では足関節が底屈するが（陰性），患側は力が伝達しないため，底屈しない（陽性）．

治療法

- 膝関節軽度屈曲位，足関節最大底屈位で大腿中央より中足部まで固定する．
- 固定後3週以降は足関節30°底屈位とし，5週以降は足関節約10°底屈位とする．
- 筋の萎縮を予防するため固定中から筋力訓練を行っていく．

（4）下腿部の軟部組織損傷

2）コンパートメント症候群

ポイント● 特徴・発生機序・症状

予想問題 1-40 ☐☐☐

コンパートメント症候群で正しいのはどれか．
1. 安静時痛はみられない．
2. ギプス固定の緊縛によって発生する．
3. 5つのコンパートメントに分類される．
4. 浅後方コンパートメントに発生しやすい．

1. 下腿部コンパートメントの内圧が上昇することで本症候群が発生するため，安静時も疼痛は認められる．
2. 下腿骨骨折や打撲などで，出血や浮腫が著明に認める場合や，ギプス固定や包帯の緊縛などでコンパートメントの内圧が上昇し発生する．
3. 下腿部のコンパートメントは前方，外側，浅後方，深後方の4つに分類される．
4. 4つのコンパートメントのうち，前方コンパートメントが最も発生しやすい．

【解答】2

ポイント● 症状・治療法

予想問題 1-41 ☐☐☐

コンパートメント症候群で誤っているのはどれか．
1. 腫脹が著明なため患部を圧迫する．
2. 他動的に伸張すると疼痛が増強する．
3. 急性な場合は筋膜切開を行う．
4. 足背動脈の拍動は触知できない．

1. 出血や浮腫によってコンパートメントの内圧が上昇し循環障害が起こるため，圧迫と心臓より高い挙上は行わない．
2. 下腿の筋の循環障害によって変性を起こすため，罹患筋群を他動的に伸張すると疼痛を認める．
3. コンパートメント内圧を除圧する方法は，筋膜切開がもっとも有効とされている．
4. コンパートメント内圧の上昇より血管内圧の方が高いため，一般に足背動脈の触知は可能である．

【解答】4

①前脛骨筋症候群

ポイント● 特徴・症状

予想問題 1-42 ☐☐☐

20歳男性．ラグビーの試合中に右下腿前面を強打した．その日の夜間に疼痛が増強し，足関節を他動的に底屈すると激痛を伴った．腫脹も著明で右母趾外側と第2趾内側の背側に知覚障害を認める．この外傷で関与する神経はどれか．
1. 総腓骨神経
2. 脛骨神経
3. 浅腓骨神経
4. 深腓骨神経

発生機序と症状から前脛骨筋症候群が考えられる．前方コンパートメントには，深腓骨神経が走行している．発症により，コンパートメント内圧が上昇し，深腓骨神経が絞扼を受け，固有知覚領域である母趾外側と第2趾内側の背側に知覚障害を認める．

【解答】4

（4）下腿部の軟部組織損傷

2）コンパートメント症候群

特徴

> 前方コンパートメント．

- 下腿の筋群は筋膜，骨間膜，筋間中隔などで包まれている．
- 下腿のコンパートメントは前方，外側，浅後方，深後方コンパートメントに分類される（図Ⅲ-1-19）．
- 何らかの原因により下腿コンパートメントに内圧上昇が生じる症候群をいう．
- 前方コンパートメントに好発する．ついで外側コンパートメントに多い．

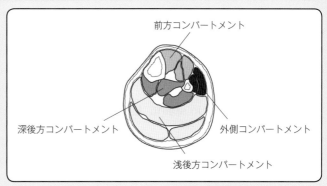

図Ⅲ-1-19　下腿コンパートメント（右大腿横断面）

発生機序・症状

> 罹患筋群の伸長で疼痛増強．足背動脈．

表Ⅲ-1-8　急性型と慢性型の比較

	急性型	慢性型
発生機序	・下腿部の骨折や筋挫滅，肉ばなれ，打撲で発生する ・下腿部のギブス固定などの緊縛によって発生する．	・ジョギングなど日常のスポーツ活動で発生する．
症状	・罹患筋群の自動運動障害と他動伸展運動時の疼痛がみられる． ・内圧の上昇したコンパートメント内を通過する神経の圧迫で知覚障害を認める． ・夜間痛が著明にみられる． ・一般的に動脈本幹は閉塞されないため，足背動脈の拍動は触知可能である．	・運動中や運動後に疼痛や知覚障害などが一過性に出現する． ・運動を中止し，安静にすることで症状が改善することが多い．

治療法

- 急性期：緊急を要するため，観血療法が選択される．
- 慢性期：安静が第一選択となる．
  ※下腿の循環障害が発生しているため，心臓より高い挙上と圧迫は行わない．

①前脛骨筋症候群

特徴

- 前方コンパートメントに起こる．

症状

- 罹患筋群である自動運動不能，下腿伸筋群の伸長で疼痛が増強する．
- 夜間痛が著明である．
- 深腓骨神経が絞扼され，母趾外側と第2趾内側の背側に知覚障害を認める（総腓骨神経の紋扼性神経障害では下腿外側から足背に知覚障害が認められる）．

(4) 下腿部の軟部組織損傷

3）腓骨筋腱脱臼
ポイント● 特徴・発生機序・原因・症状

予想問題 1-43 □□□
腓骨筋腱脱臼で正しいのはどれか．
1. 短腓骨筋腱の脱臼が多い．
2. 足関節背屈位で固定する．
3. 上腓骨筋支帯が断裂し発生する．
4. 足関節底屈で著明となる．

1. 長腓骨筋腱の単独脱臼が多い．
2． 4．足関節を背屈すると長腓骨筋腱の滑脱が著明となるため，固定は滑脱しない足関節底屈位が望ましい．
3. 腓骨筋腱の脱臼は，外傷を契機とし，上腓骨筋支帯が断裂し発生することが多い．

【解答】3

4）シンスプリント（shin splint, 脛骨過労性骨膜炎）
ポイント● 発生機序・症状

予想問題 1-44 □□□
シンスプリントの好発部位はどれか．
1. 脛骨近位・中央 1/3 内側後縁
2. 腓骨近位・中央 1/3 内側後縁
3. 脛骨中央・遠位 1/3 内側後縁
4. 腓骨中央・遠位 1/3 内側後縁

脛骨中央・遠位 1/3 内側後縁の周囲は，ヒラメ筋の筋膜や後脛骨筋が付着する部位である．シンスプリントは，ランニングやジャンプなどの動作で，ヒラメ筋などが収縮し，脛骨骨膜を牽引して炎症を起こすスポーツ障害である．とくにヒラメ筋の筋膜が付着する部位である脛骨中央・遠位 1/3 内側後縁は，骨膜の炎症がみられることが多い．

【解答】3

予想問題 1-45 □□□
シンスプリントで誤っているのはどれか．
1. 単純 X 線像で仮骨形成を認める．
2. 回内足は発症の要因となる．
3. 足関節の抵抗運動で疼痛が増強する．
4. 脛骨中央・遠位 1/3 内側後縁に沿った疼痛を認める．

1. シンスプリントは骨折ではなく骨膜炎であるため，単純 X 線像で仮骨形成はみられない．シンスプリントの画像診断では，MRI が有効であり，骨髄や脛骨内側後縁に高信号領域を認める．単純 X 線像で仮骨形成がみられるのは骨折像である．
2. 回内足以外に扁平足や膝外反なども発症の原因となる．
3. ストレッチや足関節抵抗運動で疼痛が増強する．
4. ヒラメ筋の筋膜が付着する脛骨中央・遠位 1/3 内側後縁に沿って圧痛がみられる．

【解答】1

5）下腿三頭筋の肉ばなれ
ポイント● 特徴・症状

予想問題 1-46 □□□
下腿三頭筋肉ばなれで誤っているのはどれか．
1. 20 歳代に好発する．
2. 腓腹筋に多い．
3. 下腿中央内側に好発する．
4. 受傷直後は陥凹を触知する．

1. 30 歳以降に好発する．
2． 3．下腿三頭筋の肉ばなれは腓腹筋に多く，腓腹筋からアキレス腱に移行する筋腱移行部での損傷が多い．とくに腓腹筋内側の筋腱移行部で多く発生する．
4. 受傷直後の断裂は，筋腱移行部での離開が認められるため，陥凹を触知する．

【解答】1

（4）下腿部の軟部組織損傷

3）腓骨筋腱脱臼

特徴
- 長腓骨筋腱の単独脱臼が多い．

発生機序・原因
- 外傷性：足関節捻挫によって上腓骨筋支帯が断裂し発生する．
- 非外傷性：腓骨筋溝の形成不全と伸筋支帯の一部欠損が原因で発生する．

症状・治療法
- 足関節背屈によって腱の滑脱が著明となる．
- 滑脱を繰り返すと腱鞘炎を起こし疼痛を生じる．
- 足関節底屈位で固定する．

表Ⅲ-1-9 脱臼前後の外観

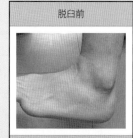
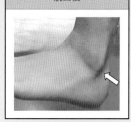

4）シンスプリント（脛骨過労性骨膜炎）

発生機序

> ヒラメ筋．後脛骨筋．扁平足．

- ランニングやターン，ジャンプ，ストップ動作に足関節の底背屈を繰り返すことで下腿後面内側に付着するヒラメ筋や後脛骨筋などが脛骨骨膜を牽引して炎症を起こす．
- 疲労によって内側足底アーチが低下することや，扁平足，足部過回内，膝外反なども原因となる．

症状

> 脛骨中央・遠位1/3内側後縁の圧痛．

- 脛骨中央・遠位1/3内側後縁の骨膜に沿った圧痛と疼痛がみられる．ランニングやジャンプ動作で疼痛が増強する．
- ストレッチ痛を認める．
- 単純X線像で異常所見はみられない．

治療法
- 運動後の局所のアイシングとヒラメ筋のストレッチングを行う．
- 疼痛のない範囲で足関節周囲筋群および長母指屈筋，足指屈筋群の筋力強化を行う．
- 扁平足や過回内に対するシューズのアドバイスなどを行う．

5）下腿三頭筋の肉ばなれ

特徴・発生機序

> 腓腹筋内側頭．テニスレッグ．30歳以降．遠心性収縮．

- 腓腹筋の内側頭からアキレス腱への筋腱移行部に好発する．
- テニス愛好家に多いことから，テニスレッグとも呼ばれる．
- 発生頻度は30歳以降に高くなる．
- 膝関節伸展位に足関節背屈が加わる遠心性収縮で発生する．

症状・鑑別診断
- 下腿中央部の内側に腫脹と圧痛を認める．
- 断裂であれば，受傷直後に陥凹を触知する．
- 受傷翌日以降に皮下出血斑が出現することが多い．
- 他動的な足関節の背屈強制や抵抗下での足関節底屈で疼痛が増強する．
- アキレス腱断裂と鑑別を要する．

(5) 足関節部および足部の軟部組織損傷

1）足関節・足部捻挫
①足関節外側側副靱帯損傷（内がえし捻挫）

ポイント● 特徴・発生機序・症状・治療法

予想問題 1-47 □□□

足関節捻挫で正しいのはどれか．

1. 踵腓靱帯損傷が多い．
2. 腫脹の程度は損傷程度に反映する．
3. 外果前面に圧痛を認めることが多い．
4. 外がえし捻挫が多い．

1. 足関節外側側副靱帯は前距腓靱帯，踵腓靱帯，後距腓靱帯の3つに分けられ，前距腓靱帯の損傷が最も好発する．
2. 損傷の程度とは必ずしも一致しない．
3. 外果前面に付着している靱帯は前距腓靱帯である．内がえし捻挫の際，最も損傷する靱帯である．
4. 足関節捻挫は内がえし捻挫と外がえし捻挫に大別され，内がえし捻挫が多い．

【解答】3

予想問題 1-48 □□□

足関節内反捻挫で正しいのはどれか．

1. 足関節軽度底屈位で固定する．
2. 後距腓靱帯断裂により前方引き出しテストが陽性となる．
3. 腫脹は内果周囲に著明である．
4. 重症例では距骨傾斜角が増大する．

1. 足関節内反捻挫は底背屈0°もしくは背屈位で固定する．
2. 前距腓靱帯断裂は，前方引き出しテストが陽性となる．
3. 足関節内反捻挫は前距腓靱帯の損傷が多いため，腫脹はこの靱帯が付着する外果前方から下方にみられる．
4. 重度例では前距腓靱帯の損傷だけでなく踵腓靱帯も損傷する．踵腓靱帯は足関節内がえしを制動しているため，この靱帯の損傷は距骨傾斜角の増大を意味する．

【解答】4

ポイント● 治療法

予想問題 1-49 □□□

足関節内反不安定性を改善する目的で強化する最も適切な筋はどれか．

1. 前脛骨筋
2. 長・短腓骨筋
3. 後脛骨筋
4. ヒラメ筋

内反不安定性の改善には，外反作用のある筋の強化が重要と考えられている．外反作用のある筋は，長・短腓骨筋である．

【解答】2

重要ポイント

（5）足関節部および足部の軟部組織損傷

1）足関節・足部捻挫

①足関節外側側副靱帯損傷（内がえし捻挫）

特徴・発生機序

> 前距腓靱帯損傷．内がえし強制．

- 足関節捻挫は内がえし捻挫と外がえし捻挫に分類され，内がえし捻挫が多い．
- 外側側副靱帯は前距腓靱帯，踵腓靱帯，後距腓靱帯の3つに分類され，前距腓靱帯の損傷が多い．
- 足関節の内がえし強制により発生する．
- 前距腓靱帯，踵腓靱帯，さらに後距腓靱帯の順で損傷する．

症状

> 腫脹・皮下出血斑：外果前方から下方．圧痛：外果前面．
> 不安定性：前方引き出しテスト．内反ストレステスト．

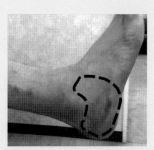

図Ⅲ-1-20 内がえし捻挫後の腫脹と皮下出血

- 疼痛：内がえしや距骨前方引き出しによって誘発される．
- 腫脹・皮下出血斑：足関節外果前方から下方にみられる（図Ⅲ-1-20）．
- 圧痛：前脛腓靱帯部から外果前面の前距腓靱帯にみられる．重度の捻挫の場合は，踵腓靱帯，三角靱帯部にも至る．
- 不安定性：前方引き出しテストや内反ストレステストで陽性となる．
  - ・前方引き出しテスト陽性：前距腓靱帯損傷．
  - ・内反ストレステスト陽性：前距腓靱帯，踵腓靱帯損傷．
- ＊前距腓靱帯は内がえしを抑制するだけでなく，距骨を前方に移動するのを抑制する機能もある．同靱帯が損傷すると，前方引き出しテストと内反ストレステストで疼痛が誘発され，不安定性が認められる．

表Ⅲ-1-10 各検査法の実施法

前方引き出しテスト		内反ストレステスト	
徒手検査	単純X線像	徒手検査	単純X線像
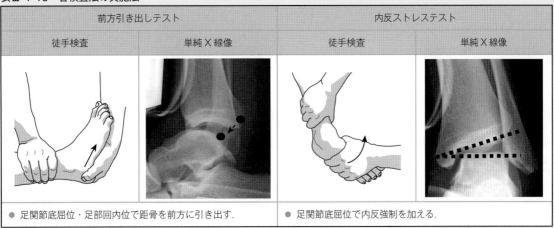			
● 足関節底屈位・足部回内位で距骨を前方に引き出す．		● 足関節底屈位で内反強制を加える．	

治療法

> RICE処置．長・短腓骨筋．神経筋促通法．

- 急性期はRICE処置を第一選択とし，腫脹を抑制する目的でU字パッドを外果部にあて圧迫する．
- 足関節底背屈0°もしくは背屈位で，部分断裂は包帯のみの期間も含め約2〜3週間，完全断裂では約3〜6週間固定する．
- 長・短腓骨筋に対しては筋力強化や神経筋促通法を行う．
- 足趾は早期より運動療法を行う．

(5) 足関節部および足部の軟部組織損傷

1) 足関節・足部捻挫
②足関節内側側副靱帯損傷（外がえし捻挫）
ポイント● 特徴・発生機序・症状

予想問題 1-50 □□□

足関節内側側副靱帯損傷で誤っているのはどれか．

1. 踵腓靱帯損傷も同時に受傷する．
2. 完全断裂は少ない．
3. 足関節を外がえし強制で受傷する．
4. 靱帯の損傷よりも内果骨折の方が多い．

1. 3．踵腓靱帯は外側側副靱帯の1つであり，足関節内がえし強制で受傷する．内側側副靱帯損傷は外がえし強制で受傷するため，踵腓靱帯は損傷しない．
2. 4．内側側副靱帯は，前方から距舟部，前距部，脛踵部，後脛距部の4つの線維からなる強靱な靱帯であり，完全断裂の発生は少ない．靱帯損傷よりも内果裂離骨折の発生頻度のほうが高い．

【解答】1

③二分靱帯損傷
ポイント● 特徴・発生機序・症状

予想問題 1-51 □□□

二分靱帯損傷で誤っているのはどれか．

1. 足関節内がえし強制で発生する．
2. 足関節前方引き出しテストが陽性となる．
3. 外果と第5中足骨基部を結ぶ線の中点から2横指前方に圧痛がみられる．
4. 二分靱帯損傷よりも踵骨前方突起の裂離骨折が多い．

1. 二分靱帯損傷は内がえし強制により発生する．
2. 足関節前方引き出しテストで陽性になるのは，前距腓靱帯損傷である．
3. 外果と第5中足骨基部を結ぶ線の中点から2横指前方に圧痛がみられる場合は，二分靱帯損傷を疑う．
4. 踵骨前方突起には，二分靱帯の線維が付着している．足関節内がえし強制により，二分靱帯損傷や踵骨前方突起の裂離骨折が発生する．この部位での裂離骨折は，単純X線像で骨が重なり読影しにくく，見逃されることが多いため，二分靱帯損傷と誤診される．実際の発生頻度は，二分靱帯損傷よりも踵骨前方突起裂離骨折が多いといわれている．

【解答】2

④ショパール（Chopart）関節損傷
ポイント● 特 徴

予想問題 1-52 □□□

ショパール関節損傷はどれか．

1. 三角骨障害
2. セーバー（Sever）病
3. 下駄骨折
4. 二分靱帯損傷

1. 三角骨障害は距骨後方に病変を認めるスポーツ障害である．
2. セーバー病は踵骨隆起に起こる骨端症である．
3. 下駄骨折は第5中足骨基部裂離骨折である．
4. ショパール関節は内側の距舟関節と外側の踵立方関節からなる．二分靱帯は踵骨前方突起と舟状骨および立方骨を結ぶ靱帯のため，ショパール関節損傷に含まれる．

【解答】4

重要ポイント

(5) 足関節部および足部の軟部組織損傷

1) 足関節・足部捻挫

②足関節内側側副靱帯損傷

特　徴

> 三角靱帯．外がえし．

- 内側側副靱帯は三角靱帯とも呼ばれている．
- 内側側副靱帯の完全断裂は少なく，完全断裂より内果裂離骨折の発生頻度が高い．

発生機序・症状

- 足関節を外がえしすることで受傷する．
- 外がえしの際，距骨に強い外旋が生じると遠位脛腓靱帯の損傷も合併する．

③二分靱帯損傷

特　徴

> 二分靱帯（踵骨前方突起，舟状骨，立方骨）．

- 二分靱帯は踵骨前方突起と舟状骨，立方骨を結ぶV字型の靱帯で，その形状から二分靱帯と呼ばれる．

発生機序・症状

> 内がえし．外果と第5中足骨基部を結ぶ線の中点から2横指遠位内側に圧痛．

- 足関節を内がえし強制し受傷する．
- 外果と第5中足骨基部を結ぶ線の中点から2横指遠位内側に圧痛点を認める（図Ⅲ-1-21）．
- 二分靱帯損傷よりも踵骨前方突起の裂離骨折が多い．

④ショパール（Chopart）関節損傷

特　徴

- 距舟，踵立方関節での損傷をいう．
- 内側（距舟関節部）の損傷が多い．
- 外脛骨と鑑別を要する（図Ⅰ-2-28）．

⑤リスフラン（Lisfranc）関節損傷

発生機序・好発部位

- 足根中足関節とも呼ばれる．
- 前足部の回外強制が加わり発生する．

症状・合併症

- 局所の圧痛と腫脹を認める（図Ⅲ-1-22）．
- 疼痛を避けるため，踵歩きとなる．

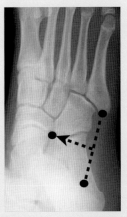

図Ⅲ-1-21　二分靱帯の圧痛点

圧痛は，足関節外側側副靱帯損傷よりも前外側に認める．また二分靱帯損傷直後は，この部位に腫脹が限局する．

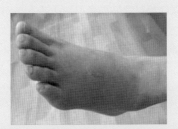

図Ⅲ-1-22　リスフラン関節損傷の外観

（5）足関節部および足部の軟部組織損傷

2）足部の有痛性疾患
● 複合問題

予想問題 1-53

足部の疾患で正しいのはどれか．

1. 扁平足障害は leg-heel alignment が健側と比較し減少していることが多い．
2. セーバー病は舟状骨に起こる骨端症である．
3. 足根管症候群は脛骨神経の絞扼性神経障害である．
4. 三角骨障害は足関節背屈すると疼痛が誘発される．

1. leg-heel alignment は下腿の長軸と踵骨の縦長軸が交わった角度である．扁平足障害は踵骨が外反する扁平足が多いため，leg-heel alignment は増大する．
2. セーバー病は踵骨に起こる骨端症である．
3. 足根管は脛骨内果後下方に存在し，その内部には脛骨神経，長母趾屈筋腱，長趾屈筋腱，後脛骨筋腱，後脛骨動静脈が走行する．足根管症候群が発症すると足根管内で脛骨神経が絞扼され，チネル徴候や足底部の知覚鈍麻，足趾の屈筋力と内・外転力などが低下する症状を認める．
4. 三角骨障害の症状は，足関節を底屈した際に距骨後方の過剰骨が脛骨遠位端部後縁と踵骨の間で挟まれて疼痛が誘発される．

【解答】3

予想問題 1-54

足部疾患で誤っている組合せはどれか．

1. セーバー病 ――― 10歳前後の男子
2. 外脛骨 ――― 10～15歳の女性
3. 第1ケーラー病 ――― 3～7歳の小児
4. フライバーグ病 ――― 20歳代の女性

フライバーグ病は第2ケーラー病とも呼ばれ，思春期である10歳代の女性に多く発症する．主に第2中足骨骨頭に起こる骨端症である．初期は横アーチの足底挿板を装着し経過を観察するが，進行すると関節症に陥り，骨切り術などの観血療法が行われる．関節症に至る場合が多く，予後不良例が多い．セーバー病は踵骨，第1ケーラー病は舟状骨の骨端症である．外脛骨は舟状骨に起こる過剰骨である．

【解答】4

予想問題 1-55

足部の疾患で正しいのはどれか．

1. 足底腱膜炎は他動的に母趾を伸展すると疼痛が誘発される．
2. 外反母趾は母趾の足根中足関節で外反する変形である．
3. 外脛骨障害の発症原因は前脛骨筋の牽引によるものが多い．
4. モートン（Morton）病は第1・2中足骨骨頭間が好発部位である．

1. 足底腱膜炎は，他動的に母趾を伸展すると足底腱膜の踵骨付着部が牽引され疼痛が誘発される．
2. 外反母趾は母趾の足根中足関節ではなく，中足趾節関節（MTP関節）で外反する疾患である．
3. 外脛骨は足舟状骨内側の過剰骨である．この部位には後脛骨筋が付着しており，内側縦アーチの低下がみられるとこの筋の牽引力が働き，疼痛が誘発される．
4. モートン病の好発部位は第3・4中足骨骨頭間である．

【解答】1

> 重要ポイント

（5）足関節部および足部の軟部組織損傷

2）足部の有痛性疾患

①扁平足障害

特　徴

> 外反扁平足．

- 足底のアーチが低下し，土踏まずが消失している状態を扁平足という．
- 足の内側縦軸アーチと横軸アーチが減少することが多い．
- leg-heel alignment の変化から踵骨の外反を伴う外反扁平足が多い（図Ⅲ-1-23）．
- 先天性，外傷性，麻痺性などの要因が関与する．
- 先天性扁平足はまれである．
- 緩衝能の高いシューズやアーチを持ち上げる足底挿板を装着する．

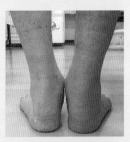

図Ⅲ-1-23　右踵骨骨折後の外反扁平足

右 leg-heel alignment は左の同角度と比較し増大している．

②セーバー（Sever）病

特　徴

> 踵骨の骨端症．10 歳前後の男子．予後良好．

- 踵骨に起こる骨端症である（図Ⅲ-1-24）．
- 10 歳前後の男子に多い．
- 運動制限で症状は改善し，予後は良好である．

③外脛骨障害

特　徴

> 舟状骨内側．10～15 歳の女性．後脛骨筋．

- 足舟状骨内側に存在する過剰骨である（図Ⅰ-2-28）．
- 足の過剰骨の中で最も発生頻度が高い．
- 10～15 歳の女性に多い．
- 外反扁平足では後脛骨筋の牽引によって足舟状骨内側に疼痛を認める．
- 足関節内反捻挫によって後脛骨筋が収縮し，受傷することがある．
- アーチを保持する足底挿板で疼痛のコントロールを行う．
- シューズのアドバイスをする．

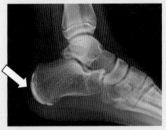

図Ⅲ-1-24　セーバー病

単純 X 線像で骨端の分節や硬化などが認められる．

④第 1 ケーラー（Köhler）病

特　徴

> 踵骨．3～7 歳の小児．

- 舟状骨に発生する骨端症である（図Ⅲ-1-25）
- 3～7 歳の小児に好発する．
- 単純 X 線像では踵骨の硬化像と圧潰を認める．

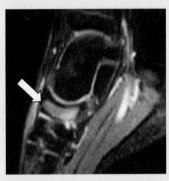

図Ⅲ-1-25　第 1 ケーラー病の MRI 像

脂肪抑制像において舟状骨全体に高信号領域が認められる．

● 複合問題

予想問題 1-56 ☐☐☐

足部疾患の組合せで正しいのはどれか.

1. 第2ケーラー病 —— 踵骨
2. セーバー病 ——— 距骨
3. 外脛骨障害 ——— 足舟状骨
4. 第1ケーラー病 —— 中足骨

1. 第2ケーラー病は第2・3中足骨骨頭に起こる骨端症である. フライバーグ病とも呼ばれている. 思春期の女性に多い.
2. セーバー病は踵骨に起こる骨端症である. 10歳前後の男子に多い.
3. 外脛骨は足舟状骨内側に存在する過剰骨である. 10〜15歳の女性に多い.
4. 第1ケーラー病は足舟状骨に起こる骨端症である. 3〜7歳の小児に多い.

【解答】3

予想問題 1-57 ☐☐☐

男性に好発する足部疾患はどれか.

1. モートン病
2. フライバーグ病
3. 外反母趾
4. セーバー病

1. モートン病は若年から中年の女性に好発する疾患である. 脛骨神経から分枝した内側・外側足底神経の枝が第3・4中足骨骨頭間で圧迫を受ける絞扼性神経障害である.
2. フライバーグ病は第2ケーラー病とも呼ばれる. 第2・3中足骨骨頭に起こる骨端症で, 思春期の女性に多い.
3. 外反母趾は第1中足骨に対して母趾基節骨が外反している疾患をいう. 女性に多い.
4. セーバー病は踵骨に起こる骨端症である. 10歳前後の男子に多い.

【解答】4

予想問題 1-58 ☐☐☐

足部疾患で誤っているのはどれか. 2つ選べ.

1. モートン病は腓骨神経の分枝が絞扼される.
2. セーバー病は予後良好である.
3. 足底腱膜炎は踵骨棘が原因である.
4. 足根管症候群はガングリオンが原因となる.

1. モートン病は脛骨神経から分枝した内側・外側足底神経の枝が第3・4中足骨骨頭間で圧迫を受ける絞扼性神経障害である. したがって腓骨神経の分枝ではない.
2. セーバー病は, ランニングやジャンプ動作によって, アキレス腱の繰り返される牽引力が踵骨部に働き発生する骨端症である. 運動制限や下腿部のストレッチなどを行い症状の改善を行う. 予後は良好であるが, 適切な治療を行わないと再発することが多い.
3. 足底腱膜炎は腱付着部の変形が原因であることが多い. 踵骨棘は腱付着部の変性の結果であり, 疼痛が発生する直接的な原因ではない. 踵骨棘がなくとも疼痛は発生する.
4. 足根管症候群は外傷やガングリオン, 腱鞘炎などが原因で発症する.

【解答】1・3

重要ポイント

⑤足底腱膜炎（踵骨棘）

> 中年．踵骨隆起内側突起．足趾を他動的に伸展．

特　徴
- 足底腱膜が付着する踵骨隆起内側突起周囲に疼痛を誘発する疾患である．
- 中年以降に多い．
- 踵骨棘は単純X線像において踵骨隆起内側突起に棘状の骨増殖を認める疾患である．
- 足底腱膜は踵骨棘との直接的な関連ではない．

発生機序
- ランニングなどで，足底腱膜に繰り返しの負荷が加わり発症する．

症　状
- 圧痛は内側縦アーチ部に認める．
- 足趾を他動的に伸展すると疼痛が誘発される．

⑥足根管症候群

> 脛骨神経．ガングリオン．足底部の知覚鈍麻．チネル徴候．

特　徴
- 脛骨内果後下方から踵骨まで広がる屈筋支帯で形成される足根管内で，脛骨神経が圧迫され発症する絞扼性神経障害である（図Ⅲ-1-26）．

発生原因
- 骨折などの外傷やガングリオン，腱鞘炎などが原因となる．

症　状
- 足底部の知覚鈍麻や，足趾の屈筋力と内・外転力が低下する．
- 足根管部を軽く叩くとチネル徴候が出現する．

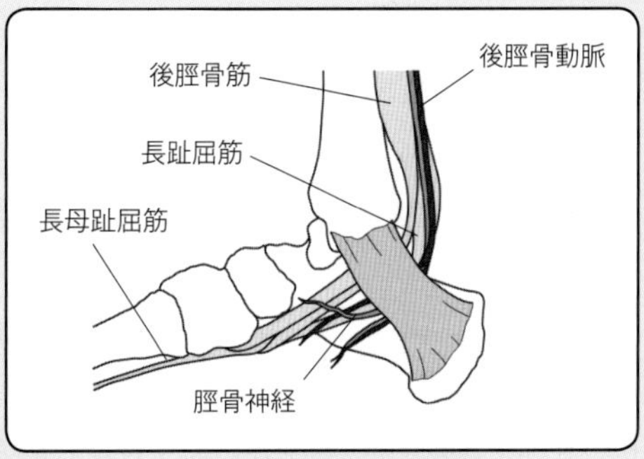

図Ⅲ-1-26　足根管内を走行する組織

⑦外反母趾

> MTP関節で外反．女性．内側縦アーチの低下．バニオン．

特　徴
- 母趾がMTP関節で外反する変形をいう（図Ⅲ-1-27）．
- 女性に多い．
- つま先の細い靴や内側縦アーチの低下などが外反母趾発生の要因となる．

症状・治療法
- 中足骨頭の内側突出に伴うバニオン（滑液包の腫脹）が生じる．
- 母趾は母趾内転筋の作用で外反・回内する．
- 内側縦アーチを形成する足底挿板や免荷パッドを着用する．
- 変形が高度なものは観血療法が行われる．

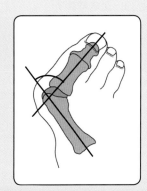

図Ⅲ-1-27　外反母趾の計測
第1中足骨軸と母趾基節骨軸のなす角度を計測する．20°以上は高度な変形である．

1　下肢の軟部組織損傷

● 複合問題

予想問題 1-59 □□□

第1ケーラー病が発生する骨はどれか.

1. a
2. b
3. c
4. d

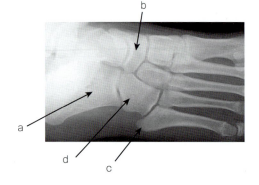

第1ケーラー病は足舟状骨に発生する骨端症である．3～7歳の小児に発生する．鑑別疾患は，外脛骨障害が挙げられる．この障害は舟状骨内側に発生する過剰骨であり，10～15歳の女性に多い疾患である．舟状骨内側に過剰骨を認めるため，この部は突出することが多い．一方，第1ケーラー病は小児に発生することや，外脛骨障害のように足舟状骨内側が突出することはない．

a. 踵骨
b. 舟状骨
c. 第5中足骨基底部
d. 立方骨

[解答] 2

予想問題 1-60 □□□

中年に好発する足部疾患はどれか.

1. 足底腱膜炎
2. フライバーグ病
3. 第1ケーラー病
4. 外脛骨障害

1. 足底腱膜炎は中年女性に多い．
2. フライバーグ病は思春期である10歳代に多い．
3. 第1ケーラー病は3～7歳の小児に多い．
4. 外脛骨障害は10～15歳の女性に多い．

[解答] 1

ポイント● 足関節捻挫後の後遺症

予想問題 1-61 □□□

足関節底屈強制の繰り返しによって発生するのはどれか.

1. 足根管症候群
2. 三角骨障害
3. impingement exostosis
4. 足底腱膜炎

1. 足根管症候群は骨折などの外傷やガングリオン，腱鞘炎が原因となり発生する．
2. 三角骨障害は足関節の底屈強制時に，脛骨遠位端部後縁と踵骨の間で挟まれて発生する．足関節を繰り返し底背屈するサッカー選手やバレリーナに好発する．
3. impingement exostosis は足関節背屈時に脛骨遠位端部前縁と距骨頸部の衝突による微細損傷の繰り返しで骨が増殖し骨棘が発生すると考えられている．
4. 足底腱膜炎はランニングなど足接地時に腱付着に繰り返しの負荷が加わり発症する．したがって足関節底屈強制ではない．

[解答] 2

重要ポイント

⑧第2ケーラー病〔フライバーグ（Freiberg）病〕

特　徴

第2・3中足骨骨頭の骨端症．思春期の女性．

- 第2・3中足骨骨頭の骨端症（無腐性壊死）をいう．
- 思春期（10歳代）の女性に多い．
- 横アーチを付けた足底挿板を用いて患部の免荷を図る．

⑨モートン（Morton）病

特　徴

若年女性から中年女性．第3・4中足骨骨頭間．

- 脛骨神経から分枝した内側・外側足底神経の枝が中足骨骨頭と深横中足靱帯の間で圧迫を受けて生じる絞扼性神経障害である（図Ⅲ-1-28）．
- 若い女性から中年女性に多い疾患である．
- 第3・4中足骨骨頭間に神経鞘の肥厚による腫瘤を形成する．
- 足趾に強い疼痛を訴える．
- 灼熱感や知覚異常が出現する．

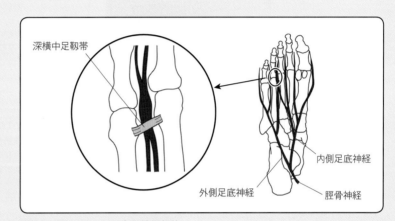

図Ⅲ-1-28　モートン病の絞扼部位

重要ポイント＋　足関節捻挫後の後遺症

- 距骨滑車の骨軟骨損傷
  足関節内反捻挫後の不安定性が関連していると考えられている．
  ・骨軟骨骨折

距骨滑車の骨軟骨損傷の発生機序と損傷部

	距骨滑車内側後方での損傷	距骨滑車外側前方での損傷
発生機序	足関節底屈＋内転	足関節背屈＋内転
合併症	外側靱帯損傷および外果骨折	

● 足関節捻挫後の後遺症

予想問題 1-62

impingement exostosis の発症部位はどれか．2つ選べ．

1. a
2. b
3. c
4. d

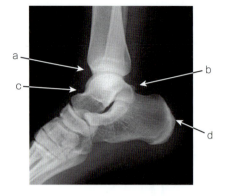

a. c. aが脛骨側でcが距骨側のimpingement exostosis である．impingement exostosis は足関節背屈時に脛骨遠位端部前縁と距骨頸部が衝突による微細損傷の繰り返しによって骨が増殖し，骨棘が発生するといわれている．足関節不安定性が起因するため，足関節捻挫が好発するサッカー選手やバスケットボールの選手に好発する．
b. 三角骨障害が発生するのは距骨後方である．三角骨は足関節底屈強制の繰り返しによって脛骨遠位端部後縁と踵骨の間に挟まれて発生する．ボールを蹴る際に足関節が底屈強制されるサッカー選手や，足関節底屈位で，趾先で立つ動作が多いバレリーナに好発する．
d. 踵骨であり，この部位の好発疾患はセーバー病である．

【解答】1・3

予想問題 1-63

足関節捻挫後の後遺症でないのはどれか．

1. 離断性骨軟骨炎
2. impingement exostosis
3. 三角骨障害
4. 第1ケーラー病

離断性骨軟骨炎や impingement exostosis, 三角骨障害は足関節捻挫後の不安定性が関連し発症すると考えられている．一方，第1ケーラー病は舟状骨に起こる骨端症であり，足関節捻挫後の後遺症ではない．

【解答】4

予想問題 1-64

footballer's ankle はどれか．

1. 足根洞症候群
2. 離断性骨軟骨炎
3. 扁平足障害
4. impingement exostosis

footballer's ankle は impingement exostosis（衝突性外骨腫）の総称であり足関節捻挫の後遺症である．以前はサッカー選手に発症することが多いことからこの呼称がつけられた．しかし，impingement exostosis は，いろいろな調査の結果，サッカー選手だけでなく足関節捻挫の好発する他の競技選手にもみられたため，現在では footballer's ankle とは，あまり呼ばれていない．

【解答】4

・離断性骨軟骨炎
経時的に関節面に繰り返し外力が加わり，関節軟骨が損傷する病態をいう．

● 足根洞症候群

　足根洞症候群の発症には足関節内反捻挫に伴う距骨下関節の靱帯損傷の合併が関連していると考えられている．症状は，足根洞の外側開口部の疼痛や，後足部の不安定感，下腿の易疲労性などがある．同部位に局麻酔薬を注射すると著しく症状が改善する．

● impingement exostosis（衝突性外骨腫，footballer's ankle）

　impingement exostosis とは，足関節捻挫後の不安定性に起因する．足関節背屈時に脛骨遠位端部前縁と距骨頸部の衝突による微細損傷の繰り返しによって骨が増殖し，骨棘が発生すると考えられている（図）．骨棘は，脛骨遠位端前方や，距骨滑車と頸部の境界部に発生する．足関節捻挫の発生頻度が高いサッカーやバスケットボールの選手に多い．足関節前面の疼痛や腫脹，足関節背屈制限などの症状を認める．

● 三角骨障害

　三角骨は距骨後外側の過剰骨である．足関節の最大底屈時に脛骨遠位端部後縁と踵骨の間に挟まれて発生する（図Ⅰ-2-23, p.37）．足関節捻挫の既往歴がある選手に発生しやすい．また，足関節を繰り返し底背屈するサッカー選手やバレリーナに好発し，足関節後外側部の圧痛と底屈時の疼痛を認める．

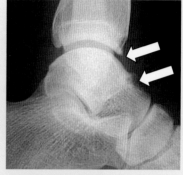

図　impingement exostosis

臨床実地問題（3）

ポイント● 膝関節十字靱帯損傷の症状・徒手検査法・治療法

予想問題 1-65 □□□

18歳女性．大学バスケットボール選手．ジャンプ着地時に「パン」という音を自覚し，膝くずれによって，プレーを続行することができず来所した．後日 MRI を撮像した．その結果を示す．この損傷で誤っているのはどれか．

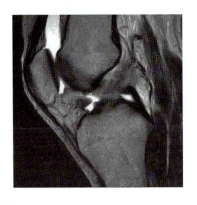

1. 関節血腫がみられる．
2. スポーツ復帰には観血療法が望ましい．
3. マックマレーテストが陽性である．
4. 急性期は RICE 処置を行う．

問題文からジャンプ着地時に断裂音である pop 音の聴取，膝くずれが認められ，MRI 像から前十字靱帯の連続性が認められず，後十字靱帯のたわみが認められるため，前十字靱帯損傷と判断できる．症状として穿刺時の関節血腫も特徴的な所見である．徒手検査法は，ラックマンテスト，前方引き出しテスト，N テストなどが陽性となる．マックマレーテストは半月板損傷に対する検査法である．急性期では RICE 処置ののち可及的速やかに関節可動域訓練を行い，可動域が回復次第，歩行を許可しスクワット動作などの術前リハビリテーションを実施する．断裂した前十字靱帯は保存療法では癒合が望めないため，スポーツ復帰するには膝蓋腱や半腱様筋腱を用いた再建術を行うことが多い．

【解答】3

ポイント● 膝関節軟部組織損傷の鑑別

予想問題 1-66 □□□

45歳男性．2カ月前よりマラソンの練習を週3回程行っている．最近，膝関節に違和感と疼痛を訴えている．立位の外観は内反膝傾向で，大腿骨外顆部に圧痛を認める．この所見から陽性になる可能性が最も高い徒手検査法はどれか．

1.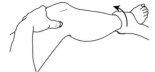
2.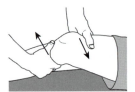
3.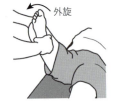
4.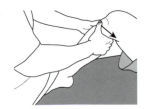

マラソンの練習で膝関節に違和感と大腿骨外顆の圧痛，内反膝傾向から腸脛靱帯炎を疑う．
1. グラスピングテストで腸脛靱帯炎の誘発テストである．
2. ラックマンテストで前十字靱帯損傷の鑑別テストである．
3. マックマレーテストで半月板損傷の鑑別テストである．
4. 後方引き出しテストで後十字靱帯損傷の鑑別テストである．

【解答】1

ポイント● アキレス腱断裂の発生機序・症状・徒手検査法・治療法

予想問題 1-67 □□□

38歳男性．剣道選手．練習中に左足関節後方から竹刀で叩かれた痛みを感じ受傷し，直ちに来所した．普通に歩くことができず，左足関節後方に陥凹を触知できる．この損傷で正しいのはどれか．

1. 直達外力によって発生することが多い．
2. 足関節最大底屈位で固定する．
3. つま先立ちができる．
4. 腹臥位で下腿後面の中央部を把持すると足関節が底屈する．

　練習中に左足関節後方から竹刀で叩かれた痛みを感じたという受傷機転，その後の歩行困難，触診によって陥凹を触知できることからアキレス腱断裂と考えられる．アキレス腱断裂は，アキレス腱の変性がみられる40歳前後に好発し，足関節背屈が強制されたときの下腿三頭筋の遠心性収縮によって発生する．この受傷機序は介達外力といえる．アキレス腱は断裂した断端が離開していることから，力の伝達は伝わらず，つま先立ちはできない．また，腹臥位で下腿後面を把持すると足関節が底屈しない（トンプソンテスト陽性）．一方，下腿三頭筋以外の下腿屈筋群の機能は保たれているので，足関節の自動底屈はわずかに可能である．保存療法を行う場合は，アキレス腱の断端を近づけるために足関節を最大底屈位でギプス固定を行い，徐々に足関節底背屈0°の肢位に戻し固定する．

【解答】2

ポイント● 足関節捻挫の鑑別

予想問題 1-68 □□□

21歳女性．サッカー選手．シュートする際に相手選手からタックルを受け，右足関節を内がえし強制された．受傷後，外果前方および下方部の腫脹と圧痛が認められたため，整形外科を受診した．単純X線ストレス撮影を行った結果を示す．考えられる損傷はどれか．

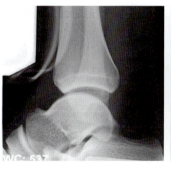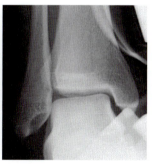

1. 前脛腓靱帯損傷
2. 前距腓靱帯損傷
3. 踵腓靱帯損傷
4. 腓骨遠位端部裂離骨折

　単純X線写真から腓骨遠位端部に裂離骨折はみられないため，骨折は否定できる．足関節前方引き出し撮影では，下腿遠位端部に対して距骨が前方に移動していることから前距腓靱帯の損傷と判断できる．一方，正面像では，距骨傾斜角の増大はみられないため，踵腓靱帯の損傷は否定できる．

【解答】2

IV 総論

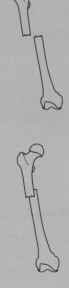
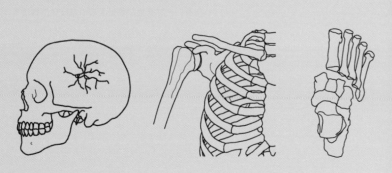

1 骨の損傷（骨折）

（1）骨損傷の分類

ポイント● 骨の性状による分類

予想問題 1-1 □□□

疲労骨折で正しいのはどれか．

1. 軽微な直達外力の繰り返しにより発生する．
2. 主に脊椎や下肢の短骨に好発する．
3. 初期の運動痛は安静時には消失する．
4. 初期のX線検査で骨膜反応が確認できることが多い．

1. 持続的あるいは繰り返しの軽微な介達外力により発生する．
2. とくに下肢の長管骨に好発する．
3. 主症状である疼痛は初期では運動中に発症し，運動を中止すると消失する．
4. 初期のX線検査では異常所見が認められず，数週間後に骨膜反応により確認されることが多い．

【解答】3

予想問題 1-2 □□□

疲労骨折の好発部位とその特徴で正しい組合せはどれか．

1. 中足骨 ── 長距離歩行により第2・3中足骨に好発する．
2. 脛　骨 ── 跳躍競技者では脛骨近位1/3部に好発する．
3. 腓　骨 ── 長距離走競技者では腓骨頸部に好発する．
4. 肋　骨 ── スイング動作により利き手側の下位肋骨に好発する．

1. ランニングや長距離歩行により好発する第2・3中足骨の疲労骨折を「行軍骨折」とも呼ぶ．
2. 脛骨疲労骨折の疾走型は近位・中央1/3境界部および中央・遠位1/3境界部，跳躍型は中央1/3部で好発する．
3. 腓骨疲労骨折の疾走型は遠位1/3部，跳躍型は近位1/3部で好発する．
4. スイング動作による肋骨の疲労骨折は，非利き手側の第2～9肋骨の肋骨角付近で好発する．

【解答】1

予想問題 1-3 □□□

病的骨折の原因疾患として誤っているのはどれか．

1. 化膿性骨髄炎
2. くる病
3. ページェット（Paget）病
4. 上皮小体機能低下症

1. ブドウ球菌などにより骨髄内が化膿化した疾患で，骨組織を破壊するため病的骨折の原因となる．
2. ビタミンDの欠乏によるカルシウムの吸収障害が骨の石灰化に異常をきたす疾患である．
3. 破骨細胞と骨芽細胞の働きが異常に亢進することで骨強度が低下する遺伝性の疾患である．
4. 上皮小体ホルモンが過剰に分泌される機能亢進症では，骨吸収が促進され骨折が起きやすくなる．

【解答】4

重要ポイント

（1）骨損傷の分類

骨の性状による分類

> 疲労骨折（介達外力，長管骨（中足骨，脛骨，肋骨），疼痛，骨膜反応）．病的骨折（くる病，骨形成不全症，骨粗鬆症，上皮小体機能亢進症）．

- 外傷性骨折：正常な骨に外力が作用して発生する骨折．
- 疲労骨折：1回の作用では骨折が発生しない程度の小さな外力（介達外力）が同一部位に持続的あるいは繰り返し作用しそれが集積されて発生する骨折で，下肢の長管骨に好発する．

表IV-1-1　疲労骨折の好発部位と特徴

好発部位	特徴
中足骨	● ランニングや長距離歩行などにより第2・3中足骨（行軍骨折）や第5中足骨近位骨幹部に多く発生する．
脛骨	● 疾走型：近位・中央1/3境界部と中央・遠位1/3境界部に多い． ● 跳躍型：中央1/3部に多い．
腓骨	● 疾走型：遠位1/3部に多い． ● 跳躍型：近位1/3部に多い．
肋骨	● スイング動作による骨折で，非利き手側の第2〜9肋骨の肋骨角付近に多い．

- 病的骨折：基礎的疾患により骨強度が脆弱となった骨組織に，正常な骨では骨折を起こさない程度のわずかな外力が加わって発生する骨折．

表IV-1-2　病的骨折の原因疾患

部位	原因疾患
局所的	骨癌（骨肉腫），骨嚢腫，化膿性骨髄炎，骨巨細胞腫など
全身的	くる病，骨形成不全症，大理石骨病，骨粗鬆症，骨ページェット（Paget）病，上皮小体機能亢進症など

重要ポイント＋

● 疲労骨折診断のポイント
- 主症状は疼痛であり，初期では運動中に発症するが，運動を中止すると消失する特徴がある．
- 症状が進行すると，疼痛の発症が徐々に早まったり，安静時でも疼痛が続いたりする．
- 初期のX線検査では異常がみられず，数週間後に骨膜反応により確認できることが多い．

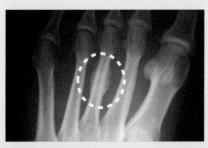

骨膜反応（X線像）

（1）骨損傷の分類

ポイント● 骨損傷の程度による分類

予想問題 1-4 ☐☐☐

不全骨折の種類と発生部位で誤っている組合せはどれか．

1. 亀裂骨折 ——— 腸　骨
2. 若木骨折 ——— 橈骨・尺骨
3. 陥凹骨折 ——— 頭蓋骨
4. 竹節状骨折 —— 脊　椎

1. 亀裂骨折は頭蓋骨，肩甲骨，腸骨などの扁平骨に発生する．
2. 若木骨折は鎖骨，前腕（橈骨，尺骨）などの長管骨に発生する．
3. 陥凹骨折は頭蓋骨などの扁平骨に発生する．
4. 竹節状骨折は橈骨や大腿骨などの長管骨の遠位端部に発生する．

【解答】4

予想問題 1-5 ☐☐☐

不全骨折で正しいのはどれか．

1. 陥没骨折は頭蓋骨などに発生する完全骨折をいう．
2. 骨膜下骨折は手根骨や足根骨などの短骨で好発する．
3. 急性塑性変形は腓骨骨折時の脛骨，尺骨骨折時の橈骨でみられることが多い．
4. 骨挫傷はX線検査により診断が容易である．

1. 頭蓋骨などの扁平骨で発生する不全骨折が陥凹骨折，完全骨折が陥没骨折である．
2. 骨膜下骨折は幼小児の橈骨や脛骨などの長管骨の骨幹部に好発する．
3. 脛骨骨折時の腓骨，橈骨骨折時の尺骨でみられることが多い弯曲変形を急性塑性変形という．
4. 骨挫傷は軟骨下骨に生じた骨梁骨折のことで，単純X線像では骨折線が認められないためMRI検査による診断が必要である．

【解答】1

ポイント● 骨折線の方向による分類

予想問題 1-6 ☐☐☐

骨折線の方向による分類で骨長軸を基準とした分類でないのはどれか．

1. 横骨折
2. 縦骨折
3. 螺旋状骨折
4. 骨片骨折

1. 骨折線が骨長軸に対し垂直に走るものを横骨折という．
2. 骨折線が骨長軸に対し平行に走るものを縦骨折という．
3. 骨折線が骨長軸に対し螺旋状に走るものを螺旋状骨折という．
4. 骨折線がT字，Y字，V字に走ることで3つの骨片に分けられたものを骨片骨折という．

【解答】4

予想問題 1-7 ☐☐☐

骨折線の方向による分類で複合骨折に含まれるのはどれか．2つ選べ．

1. 粉砕骨折
2. 螺旋状骨折
3. 骨片骨折
4. 多発骨折

　複合骨折とは骨折線がT字，Y字，V字に走る骨片骨折と骨折線が複数存在し，多数の小骨片に分かれた粉砕骨折を合わせた呼び方である．ただし，近年では複合骨折や骨片骨折という呼び方はあまり用いられず，それらをまとめて粉砕骨折と呼ぶことが多い．

【解答】1，3

（1）骨損傷の分類

重要ポイント

骨損傷の程度による分類

亀裂骨折（肩甲骨），若木骨折（鎖骨），陥凹骨折（頭蓋骨），竹節状骨折，骨膜下骨折，急性塑性変形（橈骨骨折＋尺骨の変形），骨挫傷（MRI検査）．

- 完全骨折：骨の連続性が完全に離断された骨折．
- 不全骨折：骨の連続性が一部でも残っている骨折．一般的に若年者では骨膜が厚く弾力性に富むが骨質が脆弱であるため，骨質と骨膜が剥離し不全骨折となることが多い（図Ⅳ-1-1）．
  - ・亀裂骨折（氷裂骨折）：頭蓋骨，肩甲骨，腸骨などの扁平骨に発生する．
  - ・若木骨折（緑樹骨折，生木骨折）：幼小児の鎖骨，前腕（橈骨，尺骨）などの長管骨に発生する．
  - ・陥凹骨折：頭蓋骨などの扁平骨に発生する（完全骨折の場合は陥没骨折という）．
  - ・竹節状骨折（隆起骨折）：幼小児の橈骨および大腿骨の遠位端部などに発生する．
  - ・骨膜下骨折：幼小児の脛骨骨幹部などに発生する．
  - ・急性塑性変形：長管骨の生理的な弯曲に発生する変形のこと．脛骨骨折に伴う腓骨，橈骨骨折に伴う尺骨などに発生する．
  - ・骨挫傷：軟骨下骨に生じた骨梁骨折のこと．MRI検査による診断が必要である．

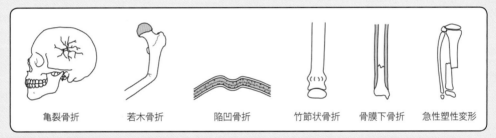

図Ⅳ-1-1　不全骨折

骨折線の方向による分類（図Ⅳ-1-2）

横骨折，縦骨折，斜骨折，螺旋状骨折，粉砕骨折，骨片骨折，複合骨折．

- 横骨折：骨折線が骨長軸に対し垂直に走るもの．
- 縦骨折：骨折線が骨長軸に対し平行に走るもの．
- 斜骨折：骨折線が骨長軸に対し斜めに走るもの．
- 螺旋状骨折：骨折線が骨長軸に対し螺旋状に走るもの．
- 骨片骨折：骨折線がT字，Y字，V字に走るものや第三骨片が生じたもの．
- 粉砕骨折：骨折線が複数存在するもの（粉砕骨折と骨片骨折を合わせて複合骨折と呼ぶこともある）．

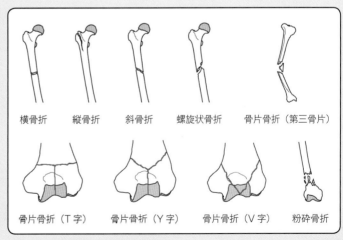

図Ⅳ-1-2　骨折線の方向による分類

（1）骨損傷の分類

ポイント●　骨折の数による分類

予想問題 1-8

骨折線の数による分類で正しい組合せはどれか．

1. 単発骨折 ―― 1本の骨が1カ所で骨折したもの．
2. 重複骨折 ―― 1本の骨が2カ所で骨折したもの．
3. 多発骨折 ―― 1本の骨が3カ所以上で骨折したもの．
4. 複数骨折 ―― 2本以上の骨が同時に骨折したもの．

1. 1本の骨が1カ所で骨折したものを単数骨折（単発骨折）という．
2. 1本の骨が2カ所で骨折したものを複数骨折（二重骨折）という．
3. 1本の骨が3カ所以上で骨折したものを重複骨折という．
4. 2本以上の骨が同時に骨折したものを多発骨折という．

【解答】1

ポイント●　外力の働いた部位による分類

予想問題 1-9

外力の働いた部位による分類で正しいのはどれか．

1. 長管骨での介達性骨折では横骨折となることが多い．
2. 前腕での直達性骨折では橈骨，尺骨の骨折線がほぼ同高位となる．
3. 下腿での介達性骨折では脛骨が近位，腓骨が遠位で骨折することが多い．
4. 肋骨での直達性骨折では骨折部が外方凸の変形となる．

1. 長管骨では直達性骨折で横骨折，介達性骨折で斜骨折や螺旋状骨折などになることが多い．
2. 3. 前腕や下腿では直達性骨折で両骨の骨折線が同高位，介達性骨折で異なる高位となる．特に下腿の骨幹部での介達性骨折は脛骨が近位，腓骨が遠位で骨折する外旋型が多い．
4. 肋骨では直達性骨折で骨折部が内方凸，介達性骨折で外方凸の変形を呈する．

【解答】2

ポイント●　骨損傷の程度・骨折の経過・外力の働き方による分類

予想問題 1-10

同義語として正しい組合せはどれか．

1. 竹節状骨折 ―― 隆起骨折
2. 複数骨折 ―― 重複骨折
3. 陳旧性骨折 ―― 複合骨折
4. 裂離骨折 ―― 剥離骨折

1. 竹節状骨折とは骨折部が輪状に隆起して竹節状になったもので隆起骨折ともいう．
2. 複数骨折とは1本の骨が2カ所で骨折したもので二重骨折ともいう．一方，重複骨折とは1本の骨が3カ所以上で骨折したものを指すが，近年ではあまり用いられることがなく，代わりに多発骨折と呼ぶことが一般的である．
3. 陳旧性骨折とは仮骨形成期を過ぎた骨折のことである．一方，複合骨折とは粉砕骨折や骨片骨折を合わせた呼び方である．
4. 裂離骨折とは腱などの牽引力により付着部の骨が引き裂かれて発生した骨折をいい，剥離骨折とは骨同士の衝突によりその一部が剥がされて発生した骨折を指している．

【解答】1

重要ポイント

（1）骨損傷の分類

骨折線の数による分類（図Ⅳ-1-3）

> 単数骨折（単発骨折），複数骨折（二重骨折），重複骨折，多発骨折．

- 単数骨折（単発骨折）：1本の骨が1ヵ所で骨折したもの．
- 複数骨折（二重骨折）：1本の骨が2ヵ所で骨折したもの．
- 重複骨折：1本の骨が3ヵ所以上で骨折したもの．
- 多発骨折：2本以上の骨が同時に骨折したもの．

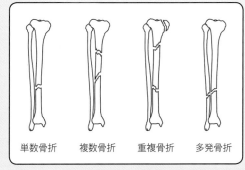

図Ⅳ-1-3　骨折線の数による分類

骨折部と外創との交通の有無による分類

> 閉鎖性骨折，開放性骨折．

- 閉鎖性骨折（皮下骨折）：骨折部と外創部との交通がない骨折．
- 開放性骨折：骨折部と外創部との交通がある骨折．

骨折の部位による分類

> 関節外骨折，関節内骨折．

- 関節外骨折：骨折線が関節包内に至らない骨折．骨幹部骨折，骨幹端部骨折など．
- 関節内骨折：骨折線が関節包内に至る骨折．骨端部骨折で，いわゆる関節面にかかる骨折，骨軟骨骨折など．

骨折の経過による分類

> 新鮮骨折，陳旧性骨折．

- 新鮮骨折：骨折直後からおおよそ仮骨形成期までのもの．
- 陳旧性骨折：仮骨形成期以降のもの．

外力の働いた部位による分類

> 直達性骨折，介達性骨折．

- 直達性骨折：外力が直接作用した部位での骨折．
- 介達性骨折：外力が作用した部位とは異なる部位での骨折．

表Ⅳ-1-3　外力の働き方の違いによる骨折の特徴

	直達性骨折	介達性骨折
骨折型	[長管骨] ● 横骨折が多い．	[長管骨] ● 斜骨折や螺旋状骨折などが多い．
骨折高位	[前腕や下腿の両骨骨折] ● 骨折線はほぼ同高位となる．	[前腕や下腿の両骨骨折] ● 骨折線の高位が異なる．
骨折部の変形	[肋骨骨折] ● 骨折部は内方凸の変形となる．	[肋骨骨折] ● 骨折部は外方凸の変形となる．

(1) 骨損傷の分類

ポイント● 外力の働き方による分類

予想問題 1-11 □□□

裂離骨折の好発部位と作用する筋で正しい組合せはどれか.

1. 上腕骨内側上顆 ── 前腕伸筋群
2. 手指末節骨基部 ── 深指屈筋
3. 上前腸骨棘 ── 縫工筋
4. 第5中足骨基部 ── 長腓骨筋

1. 上腕骨内側上顆の裂離骨折は，前腕屈筋群および内側側副靱帯の牽引により発生する.
2. 手指末節骨基部の裂離骨折は，指伸筋（終止腱）の牽引により発生する（骨性マレットフィンガー）.
3. 上前腸骨棘の裂離骨折は，縫工筋や大腿筋膜張筋の牽引により発生する.
4. 第5中足骨基部の裂離骨折は，短腓骨筋の牽引により発生する（下駄骨折）.

【解答】3

予想問題 1-12 □□□

屈曲骨折で正しいのはどれか.

1. 屈曲力の大きさの違いにより3つに分類される.
2. 第1型では凹側に第三骨片を伴う骨片骨折となる.
3. 第2型では骨折線が凸側から屈曲された側の方向に走る斜骨折となる.
4. 第3型では骨折部が内方凸の変形となる.

1. 外力である屈曲力の働き方の違いにより3つに分類される.
2. 第1型では両端に屈曲力が作用することにより，凹側の中央に第三骨片を伴う骨片骨折となる.
3. 第2型では一側が固定された状態で屈曲力が作用することにより，骨折線が凸側から固定された側の方向に走る斜骨折となる.
4. 第3型では骨輪を形成している部位に2方向から外力が作用することにより，骨折部は外方凸の変形となる.

【解答】2

予想問題 1-13 □□□

外力の働き方による分類とその骨折例で誤っている組合せはどれか.

1. 嚙合骨折 ── 大腿骨頸部外転型骨折
2. 剪断骨折 ── 膝蓋骨の骨軟骨骨折
3. 捻転骨折 ── 上腕骨骨幹部の投球骨折
4. 破裂骨折 ── 腸骨翼骨折

1. 嚙合骨折（楔合骨折，咬合骨折）は骨折線が相互に嚙み合った骨折で，大腿骨頸部骨折の外転型などでみられる.
2. 剪断骨折は相対する2つの外力が平行に作用して発生する骨折で，膝蓋骨の骨軟骨骨折，距骨骨折などでみられる.
3. 捻転骨折は長管骨に捻転力が強制されて発生する骨折で，上腕骨骨幹部骨折（投球骨折，腕相撲骨折），脛骨骨幹部骨折などでみられる.
4. 破裂骨折：強い圧迫を受け骨の緻密質が破裂粉砕した骨折で，頭蓋骨骨折，脊椎椎体骨折などでみられる.

【解答】4

重要ポイント

（1）骨損傷の分類

外力の働き方による分類

> 裂離骨折，屈曲骨折（第1型－第三骨片，第2型－斜骨折，第3型－2方向の外力），圧迫骨折（軸圧骨折，圧潰骨折，噛合骨折（楔合骨折，咬合骨折）），剪断骨折（横骨折），捻転骨折，粉砕骨折，陥没骨折，破裂骨折．

- 裂離骨折と剥離骨折
  - 筋や靱帯などの牽引力によってその付着部が引き裂かれて発生したものを裂離骨折といい，骨同士の衝突によりその一部が剥がされて発生したものを剥離骨折という．

表Ⅳ-1-4　裂離骨折の好発部位

骨折部位	作用する筋，靱帯	骨折部位	作用する筋，靱帯
上腕骨内側上顆	内側側副靱帯，前腕屈筋群	坐骨結節	ハムストリングス，大内転筋
手指末節骨基部	指伸筋（終止腱）	脛骨粗面	膝蓋腱
上前腸骨棘	縫工筋，大腿筋膜張筋	腓骨外果	前距腓靱帯，踵腓靱帯
下前腸骨棘	大腿直筋	第5中足骨基部	短腓骨筋

- 屈曲骨折：骨に屈曲力が作用して発生する骨折で，外力の働き方により3つに分類される（**図Ⅳ-1-4**）．
  - 第1型：長管骨の両端に屈曲力が作用して発生する．凹側に第三骨片を伴いやすい（骨片骨折）．
    （例：鎖骨骨折）
  - 第2型：長管骨の一側が固定された状態で屈曲力が作用して発生する．骨折線は凸側から固定された側の方向に斜めに走る（斜骨折）．
    （例：上腕骨顆上骨折，橈骨遠位端部骨折）
  - 第3型：骨輪を形成している部位に2方向から外力が働いて発生する．骨折部は外方凸の変形となる．
    （例：骨盤骨折，肋骨骨折）
- 圧迫骨折：骨に圧迫力が加わり発生する骨折．
  - 軸圧骨折：骨の長軸に軸圧が加わって発生したもの．
  - 圧潰骨折：海綿質に富む椎体や踵骨などの短骨が圧平されたもの．（**図Ⅳ-1-5**）
  - 噛合骨折（咬合骨折，楔合骨折）：骨折線が相互に噛み合ったもの．
    （例：大腿骨頸部骨折．外転型）
- 剪断骨折（引き違い骨折）：相対する2つの外力が平行に作用して発生する骨折で，横骨折となる（**図Ⅳ-1-6**）．
    （例：膝蓋骨の骨軟骨骨折，距骨骨折）
- 捻転骨折：長管骨の一側が固定され反対側に捻転力が強制されて発生する骨折で，螺旋状骨折となる．
    〔例：上腕骨骨幹部骨折（投球骨折，腕相撲骨折），脛骨骨幹部骨折〕
- 粉砕骨折：強大な外力が作用し多数の小骨片に粉砕する骨折で，開放性骨折になることが多い．
- 陥没骨折：外力が作用した部位に円状に骨折線が生じて陥没したもの．
    （例：頭蓋骨骨折，腸骨骨折）
- 破裂骨折：強い圧迫を受け骨の緻密質が破裂粉砕したもの．
    （例：頭蓋骨骨折，脊椎椎体骨折）

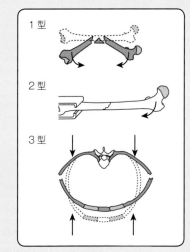

図Ⅳ-1-4　屈曲骨折

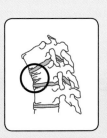
図Ⅳ-1-5　圧潰骨折

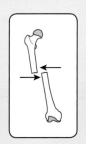
図Ⅳ-1-6　剪断骨折

(2) 骨損傷の症状

ポイント● 骨折時の局所症状
①一般外傷症状

予想問題 1-14 □□□

一般外傷症状でないのはどれか．

1. 自発痛
2. マルゲーニュ（Malgaigne）痛
3. 腫　脹
4. 機能障害

　　一般外傷症状は骨損傷時だけでなくそれ以外の軟部組織損傷でもみられる症状で，疼痛，腫脹，機能障害が該当する．そのうち疼痛には損傷部から発せられる自発痛，損傷部に限局した圧痛（限局性圧痛），損傷部から離れた部位を刺激すると生じる介達痛がある．マルゲーニュ痛（骨折痛）は骨折部に限局した圧痛のことである．

【解答】2

予想問題 1-15 □□□

介達痛でないのはどれか．

1. 軸圧痛
2. 圧迫痛
3. 圧　痛
4. 動揺痛

　　介達痛の種類には骨の長軸方向に圧を加える「軸圧痛」，損傷部から離れた部位を叩打する「叩打痛」，胸郭を前後から圧迫する「圧迫痛」，骨の長軸方向に牽引する「牽引痛」，損傷部の動揺により生じる「動揺痛」などがある．

【解答】3

予想問題 1-16 □□□

腫脹に含まれないのはどれか．

1. 骨折血腫
2. 関節血腫
3. 皮下気腫
4. 皮下出血斑

1．2．4．損傷した骨からの出血が骨折部に溜まったものを「骨折血腫」といい，それが関節腔内に及ぶと「関節血腫」を，皮下に及ぶと「皮下出血斑」を発生させる．
3．皮下気腫とは空気を含む器官（肺など）が損傷され，そこから漏れ出た空気が皮下組織内に貯留した状態をいい，肋骨骨折などの合併症（続発症）としてみられることがあるが，一般外傷症状である腫脹には該当しない．

【解答】3

予想問題 1-17 □□□

骨折の確定所見として正しいのはどれか．

1. 外果の下方に皮下出血斑がみられた．
2. 歩行時に下腿の内側部に疼痛が増強した．
3. 前腕の遠位部橈側に骨性の段差が触知できた．
4. 手関節尺側の関節裂隙に限局性圧痛を認めた．

1．皮下出血斑は出血が皮下に及んだものであり，骨折以外の外傷でも発生する．
2．歩行等による運動痛は一般外傷症状の一つである．
3．骨性の段差の触知は，骨折時の骨片転位による所見と判断することができる．
4．関節部における限局性圧痛は骨折以外の軟部組織の損傷でも認められる．

【解答】3

重要ポイント

(2) 骨損傷の症状

骨折時の局所症状

疼痛（自発痛，限局性圧痛，介達痛），腫脹（関節血腫，皮下出血斑），機能障害，異常可動性（証明しにくい骨折：不全骨折，圧迫骨折，嵌合骨折），軋轢音（証明しにくい骨折：異常可動性がない，骨折端の離開，軟部組織の介在），転位と変形（側方転位，屈曲転位，延長転位，短縮転位）．

①一般外傷症状：骨損傷時だけでなくそれ以外の軟部組織損傷でもみられる症状
　　　　　　　　（この症状だけでは骨折とは断定できない）
- 疼痛
  - ・自発痛：損傷部から発せられる疼痛のこと．安静により軽減する．
  - ・限局性圧痛（直達性局所痛）：損傷部に限局した強い圧痛のこと．
    （骨折部に限局したものを「マルゲーニュ（Malgaigne）骨折痛」という）
  - ・介達痛：損傷部から離れた部位を刺激すると生じる疼痛のこと．

表IV-1-5　介達痛の種類と特徴

種類	特徴
軸圧痛	● 骨の長軸方向に圧を加えると損傷部に生じる疼痛
叩打痛	● 損傷部から離れた部位を叩打すると生じる疼痛
圧迫痛	● 胸郭を前後から圧迫すると側胸壁の損傷部で生じる疼痛
牽引痛	● 骨の長軸方向に牽引すると損傷部に生じる疼痛
動揺痛	● 損傷部の動揺により生じる疼痛

- 腫脹
  - ・腫脹は骨折以外でも発生するが，骨折時には骨髄，骨質，骨膜などからの出血により生じる．出血が骨折部に溜まったものを「血腫（骨折血腫）」といい，関節腔に及ぶと「関節血腫」，皮下に及ぶと「皮下出血斑」を発生させる．
- 機能障害
  - ・損傷部の知覚鈍麻や激しい疼痛などにより運動器としての機能が低下した状態をいう．とくに下肢における長管骨の完全骨折では，体重を支える支持器官としての機能を失う．

(2) 骨損傷の症状

ポイント● 骨折時の局所症状
②骨折の固有症状

予想問題 1-18 □□□

次のうち異常可動性を証明しにくい骨折でないのはどれか.

1. 肩甲骨体部の亀裂骨折
2. 橈骨遠位端部の竹節状骨折
3. 大腿骨頸部の嚙合骨折
4. 脛骨骨幹部の螺旋状骨折

異常可動性を証明しにくい骨折には不全骨折（亀裂骨折，若木骨折，陥凹骨折，竹節状骨折，骨膜下骨折），圧迫骨折，嚙合骨折，関節付近での骨折がある.

【解答】4

予想問題 1-19 □□□

異常可動性を認めるが軋轢音を証明できない場合の理由として考えられるのはどれか．2つ選べ．

1. 不全骨折である
2. 圧迫骨折である
3. 骨折端間に軟部組織が介在している
4. 骨片が延長転位を起こしている

1．2．不全骨折や圧迫骨折では異常可動性が認められないことから，同時に軋轢音も証明できない．
3．4．骨折端間に軟部組織が介在している場合や延長転位を起こしている場合は，たとえ異常可動性が認められても，骨折端同士が触れ合わないため軋轢音は証明できないことがある．

【解答】3・4

予想問題 1-20 □□□

骨片転位を骨長軸の長さで評価するのはどれか．

1. 屈曲転位
2. 捻転転位
3. 側方転位
4. 延長転位

1．屈曲転位は骨片が骨長軸上で一定の角度をもって移動した状態をいう．
2．捻転転位は骨片が骨長軸上で一定の回旋を生じて移動した状態をいう．
3．側方転位は骨片が骨長軸上より側方に移動した状態をいう．
4．延長転位は骨折端が骨長軸で離開した状態をいい，結果として骨の長さは増加する．

【解答】4

予想問題 1-21 □□□

骨折の症状で正しいのはどれか．

1. 上腕骨骨幹部の骨折では必ず異常可動性が確認できる．
2. 小児の骨端線離開では軋轢音が触知できない．
3. 定型的鎖骨骨折時の遠位骨片の内下方転位は二次性転位である．
4. 小児の不全骨折では外観上の変形はみられない．

1．長管骨の骨幹部骨折でも不全骨折の場合は異常可動性を認めない．
2．骨端線離開では軟骨性軋轢音が触知できることがある．
3．骨折時の外力に加え，筋の牽引力や患肢の重量による骨片転位は二次性転位である．定型的鎖骨骨折時の遠位骨片は大・小胸筋の牽引により内方に転位すると同時に，上肢の重量で下方にも転位する．
4．小児の前腕での若木骨折では不全骨折であっても，外観上著しく変形することがある．

【解答】3

> 重要ポイント

（2）骨損傷の症状

骨折時の局所症状

②骨折の固有症状：骨損傷時に特有の症状で，この症状がみられれば骨折と断定できるもの
（骨折があれば必ずみられるわけではない）．

- 異常可動性（異常運動）
  - 正常では不動の部位に，骨折により動きが生じた状態のこと．とくに長管骨の完全骨折では著明である．
- 軋轢音
  - 骨折部で，骨折端が互いに触れる際に触知できる音のこと．つねに触知できるものではない．小児の骨端線離開では軟骨性軋轢音が触知できることがある．

表IV-1-6　異常可動性および軋轢音を証明しにくい骨折

異常可動性を証明しにくい骨折	軋轢音を証明しにくい骨折
● 不全骨折（亀裂骨折，若木骨折，陥凹骨折，竹節状骨折，骨膜下骨折） ● 圧迫骨折 ● 噛合骨折	
● 関節付近での骨折 （関節運動との判別が困難なため）	● 骨折端が離開している骨折 （裂離骨折，延長転位のある骨折） ● 骨折端間に軟部組織が介在している場合

- 転位と変形
  - 骨折により生じた骨片が外力や筋の作用によりその位置が変化することを「転位」といい，それにより外観に「変形」が生じる．
  - 受傷時の外力により骨片が転位したものを「一次性転位」，一次性転位の後に作用した外力（筋の牽引力，患肢の重量，搬送や歩行時の患部の動揺など）による転位を「二次性転位」という．

表IV-1-7　形状による転位の分類と特徴（図IV-1-7）

分類	特徴
側方転位	● 一方の骨片が骨長軸上より側方に移動したもの．
屈曲転位	● 一方の骨片が骨長軸上で一定の角度をもって移動したもの．
捻転転位	● 一方の骨片が骨長軸上で一定の回旋を生じて移動したもの．
延長転位	● 骨折端が骨長軸で離開し，骨の長さが増加したもの．
短縮転位	● 骨折端が骨長軸で短縮し，骨の長さが減少したもの． （厳密には騎乗転位＝側方転位＋短縮転位）

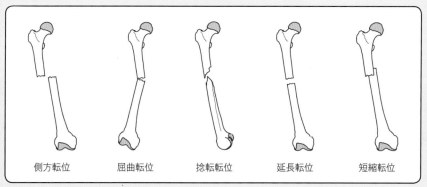

図IV-1-7　形状による転位の分類

(2) 骨損傷の症状

ポイント● 骨折時の全身症状

予想問題 1-22 □□□

ショックの5P徴候として誤っているのはどれか．

1. 蒼　白
2. 疼　痛
3. 拍動消失
4. 呼吸不全

ショックは循環血流量の減少などが原因で起こる急性循環不全のことで，全身症状として「顔面蒼白」「虚脱」「冷汗」「脈拍触知不可」「呼吸不全」の5P徴候が重要である．一方，動脈の閉塞や圧迫などにより，それより遠位での血行が障害されて発生する局所の阻血症状として「阻血性疼痛」「皮膚蒼白」「拍動消失」「感覚異常」「運動麻痺」の5P徴候もある．

【解答】2

予想問題 1-23 □□□

ショックの救急処置として誤っているのはどれか．

1. 脈拍が触知できない場合は，救急搬送まで心臓マッサージを継続する．
2. 頭を低くし足を高くした背臥位をとらせ，安静を保つ．
3. 頭部に外傷による出血がある場合はショック体位を避ける．
4. できるかぎり衣服を脱がせて発汗を促進させる．

1. 呼吸および脈拍が確認できない場合は速やかに人工呼吸と心臓マッサージを開始し，救急搬送まで継続する．
2. 3. 救急搬送まで安静を保つ場合には，頭を低くし足を高くした背臥位（ショック体位）をとらせる．ただし，頭部に外傷があり出血が確認できる場合は，出血量が多くなる可能性があるためショック体位は避ける．
4. 寒冷にさらすと症状が悪化するため，全身（とくに手足）を毛布などで包むことで体温の保温に努める．

【解答】4

予想問題 1-24 □□□

骨折時の全身症状で正しいのはどれか．

1. 骨折端が動脈を損傷することで出血性ショックを引き起こす．
2. 骨折端が運動神経を損傷することで神経原性ショックを引き起こす．
3. 骨折の数時間後に40℃近い発熱を起こすことがある．
4. 骨折後に吸収熱が確認された場合は，直ちに救急搬送を依頼する．

1. 骨折の合併症としての動脈損傷は大量出血の原因となるため，出血性ショックを引き起こす可能性がある．
2. 神経原性ショックは血管運動にかかわる交感神経の損傷を合併した場合に，末梢血管が拡張し血圧が低下することで発生する．
3. 4. 骨折の数時間後に起こる発熱は，血腫やその他の組織分解物の吸収により発症するため吸収熱と呼ばれる．通常，発熱は37〜38℃程度であり，救急搬送を必要とするものではない．

【解答】1

（2）骨損傷の症状

骨折時の全身症状

> ショック（5P徴候，ショック体位）．発熱（吸収熱）．

- ショック
  - 循環血液量の減少や末梢血管の拡張などにより急性循環不全（血圧の低下を伴う）が起こり，酸素の運搬低下と組織の酸素代謝失調から組織や細胞が恒常性を維持できなくなった状態．
  - 骨折時に起きるショックとしては，大量の出血が原因となる「出血性ショック」，神経損傷（血管運動に関わる交感神経の損傷）の合併により末梢血管が拡張し血圧が低下して起こる「神経原性ショック」などがある．

表Ⅳ-1-8　ショックの症状

5P徴候	
顔面蒼白（Pallor）	
虚脱（Prostration）	
冷汗（Perspiration）	
脈拍触知不可（Pulselessness）	
呼吸不全（Pulmonary deficiency）	

- 発熱（吸収熱）
  - 骨折の数時間後から血腫やその他の組織分解物の吸収が起こるため，37〜38℃の発熱がみられる．

重要ポイント＋

- ショックの救急処置（呼吸および脈拍が確認できた場合）
  - 背臥位で頭を低くし足を高くした「ショック体位」をとらせる．
  - 全身（とくに手足）を毛布で包み体温の保温に努める．
  - 救急搬送までは臥床させ，安静を保つ．

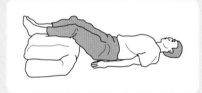

ショック体位

(3) 骨損傷の合併症

ポイント● 併発症

予想問題 1-25 □□□

骨折の併発症で誤っているのはどれか．
1. 脱臼骨折は関節構成組織の損傷を必発する．
2. 関節内骨折は関節包の損傷を合併している．
3. 開放性骨折では細菌感染の危険性がある．
4. 骨折部が細菌感染に侵されると骨癒合に障害をきたす．

1. 脱臼骨折とは骨折時に関節構成組織の損傷を合併することで脱臼を伴ったものである．
2. 関節内骨折は骨折線が関節面に及んだもので，関節軟骨の損傷を合併している．
3. 開放性骨折は骨折端により皮膚損傷を合併したもので，細菌感染の危険性がある．
4. 骨折部が細菌感染に侵されると骨癒合過程が傷害され，遷延癒合や偽関節に陥る可能性が高くなる．

【解答】2

予想問題 1-26 □□□

骨折と合併する内臓損傷との組合せで正しいのはどれか．
1. 鎖骨骨折 ── 気　管
2. 胸骨骨折 ── 肺
3. 肋骨骨折 ── 腎　臓
4. 骨盤骨骨折 ── 肝　臓

1. 鎖骨骨折では胸膜や肺尖部の損傷を合併する．
2. 胸骨骨折では心臓，気管などの縦隔内臓器の損傷を合併する．
3. 肋骨骨折では肺，肝臓，脾臓，腎臓などの胸郭内臓器の損傷を合併する．
4. 骨盤骨骨折では膀胱，尿道，直腸などの骨盤内臓器の損傷を合併する．

【解答】3

予想問題 1-27 □□□

骨折と合併する末梢神経損傷との組合せで正しいのはどれか．
1. 鎖骨骨折 ────────── 頸神経叢
2. 上腕骨顆上骨折 ─────── 筋皮神経
3. モンテギア（Monteggia）脱臼骨折 ── 正中神経
4. 大腿骨顆上骨折 ─────── 脛骨神経

1. 鎖骨骨折では斜角筋隙を通過する腕神経叢の損傷を合併する．
2. 上腕骨顆上骨折の伸展型骨折では橈骨神経の損傷が最も多く，ついで正中神経の損傷が多い．
3. モンテギア脱臼骨折では橈骨神経の運動枝である後骨間神経の損傷が多発する．
4. 大腿骨顆上骨折の伸展型骨折では脛骨神経の損傷を合併する．

【解答】4

予想問題 1-28 □□□

骨折と合併する血管損傷との組合せで正しいのはどれか．
1. 鎖骨骨折 ────── 腕頭動脈
2. 上腕骨外科頸骨折 ── 上腕動脈
3. 上腕骨顆上骨折 ─── 橈骨動脈
4. 大腿骨顆上骨折 ─── 膝窩動脈

1. 鎖骨骨折に合併する血管損傷としては斜角筋隙を通過する鎖骨下動脈が多い．
2. 上腕骨外科頸骨折の外転型骨折では遠位骨片が前内上方に転位し，骨折部が前内方凸の変形を呈するため，骨折部の内方を通過する腋窩動脈が損傷される可能性がある．
3. 上腕骨顆上骨折の伸展型骨折では遠位骨片が後上方に転位するため，近位骨片の骨折端が前方凸となり，肘窩部を走行する上腕動脈が損傷される可能性がある．
4. 大腿骨顆上骨折の伸展型骨折では後方に転位した近位骨片の骨折端により膝窩部を走行する膝窩動脈が損傷される可能性がある．

【解答】4

重要ポイント

(3) 骨損傷の合併症

併発症（狭義の合併症）
骨折を起こした外力や骨片の転位などによって，骨折とほぼ同時に発生したもの．

> 関節損傷（脱臼骨折，関節内骨折），軟部組織損傷（開放性骨折），内臓損傷，脳脊髄損傷，血管損傷，末梢神経損傷．

- 関節損傷：関節周囲の構成組織（靱帯，関節軟骨，関節包，関節唇，滑液包，関節半月など）の損傷を合併すること．
  - ・脱臼骨折：関節構成組織を損傷することで骨損傷に脱臼が伴ったもの
  - ・関節内骨折：骨損傷部が関節面にあるもの
- 皮膚，筋，腱など軟部組織の損傷
  - ・開放性骨折：皮膚が骨折端により損傷したもので，細菌感染の危険性がある
- 内臓損傷
  - ・鎖骨骨折：肺損傷
  - ・胸骨骨折：縦隔内臓器（心臓，胸管など）損傷
  - ・肋骨骨折：胸郭内臓器（肺，肝臓，脾臓，腎臓など）損傷
  - ・骨盤骨折：骨盤内臓器（膀胱，尿道，直腸など）損傷
- 脳脊髄損傷
  - ・頭蓋骨骨折：脳損傷
  - ・脊椎骨折：脊髄損傷
- 血管損傷や末梢神経損傷

表Ⅳ-1-9 骨折に合併しやすい血管損傷と末梢神経損傷

骨折	損傷血管	損傷末梢神経
鎖骨骨折	鎖骨下動脈	腕神経叢
上腕骨外科頸骨折	腋窩動脈	腋窩神経
上腕骨骨幹部骨折	上腕動脈	橈骨神経
上腕骨顆上骨折（伸展型）	上腕動脈	橈骨神経，正中神経
モンテギア（Monteggia）脱臼骨折	ー	橈骨神経（後骨間神経）
ガレアジ（Galeazzi）脱臼骨折	ー	尺骨神経
コーレス（Colles）骨折	ー	正中神経，橈骨神経，尺骨神経
大腿骨顆上骨折（伸展型）	膝窩動脈	脛骨神経
腓骨頭骨折	ー	総腓骨神経

(3) 骨損傷の合併症

ポイント● 続発症

予想問題 1-29 ☐☐☐

脂肪塞栓症で正しいのはどれか.

1. 塞栓症を起こした皮膚では点状出血斑がみられる.
2. 肺塞栓症では徐呼吸がみられる.
3. 心塞栓症では心拍数が減少する.
4. 受傷後数時間で発症するが,予後は良好である.

1. 皮膚の表面に近い毛細血管が塞栓されると赤色(紫色)の点状の出血斑がみられる.
2. 肺塞栓症では呼吸不全(チアノーゼ)に陥ると同時に,呼吸数は増加(頻呼吸)する.
3. 心塞栓症では心悸亢進(心拍数の増加)がみられるが,その後血圧は低下していく.
4. 受傷後12〜48時間で発症し,死の転帰をとることもある.

【解答】1

予想問題 1-30 ☐☐☐

長期臥床による続発症でないのはどれか.

1. 誤嚥性肺炎
2. 褥瘡
3. 廃用性筋萎縮
4. 尿路感染症

1. 長期臥床時に,気管分泌物を排出できずに肺内に落ちてきた細菌が炎症を起こしたものを沈下性肺炎という.
2. 褥瘡とは,体位を変換しない状態が続くことで体と支持面との接触部で血行が不全となり,組織の壊死を引き起こすことをいう.
3. 4. その他の長期臥床による続発症には,廃用性筋萎縮,尿路感染症,認知症などがある.

【解答】1

予想問題 1-31 ☐☐☐

骨折の続発症とその原因で誤っている組合せはどれか.

1. 外傷性皮下気腫 ―――― 肺損傷
2. 仮骨の軟化(再骨折)―― 壊血病
3. コンパートメント症候群 ―― 循環障害
4. 深部静脈血栓症 ―――― 肺塞栓

1. 外傷性皮下気腫は肺などの空気を含む器官が損傷され,そこから漏れた空気が皮下組織内に進入したものをいう.
2. 全身的感染症や壊血病,蜂窩織炎などが原因で,仮骨が特発的に吸収され再び異常可動性が出現することがある.
3. コンパートメント症候群とは,骨と筋膜によって構成されるコンパートメントの内圧が亢進し内部の血管や神経が圧迫されて循環障害や神経障害をきたすことで,二次的に筋が壊死することをいう.
4. 深部静脈血栓症は,長時間,足を動かさないことにより深部の静脈に血栓ができ,それが肺などに移動し塞栓症をきたすことをいう.

【解答】4

重要ポイント

(3) 骨損傷の合併症

続発症
骨折部の影響や治療の不備などによって骨折後に発生したもの.

> 外傷性皮下気腫（握雪音／捻髪音），脂肪塞栓症候群（肺塞栓，脳塞栓，心塞栓，点状出血斑），仮骨の軟化および再骨折，遷延癒合，コンパートメント症候群／区画症候群，クラッシュシンドローム，長期臥床による続発症（褥瘡，深部静脈血栓症，筋萎縮，尿路感染症）.

- 外傷性皮下気腫
  - 空気を含む器官（肺など）が損傷されて発生したもので，触診により握雪音（捻髪音）を認める.
- 脂肪塞栓症候群
  - 骨折部から流出した骨髄脂肪滴が血管内に入り込み塞栓症を起こすもので，肺塞栓，脳塞栓，心塞栓を生じる．大腿骨骨折や骨盤骨折，多発骨折時などにみられ，受傷後12～48時間の潜伏期を経て発症するものが多い．死の転帰をとることもある（死亡率10～20％）.

表Ⅳ-1-10　脂肪塞栓症候群の症状

部位	症状
皮膚	点状出血斑
肺塞栓	頻呼吸，呼吸困難，チアノーゼ
脳塞栓	頭痛，不安感，意識障害，嘔吐，痙攣
心塞栓	心悸亢進，血圧下降

- 仮骨の軟化および再骨折
  - 局所的疾患（蜂窩織炎，丹毒など）や全身的疾患（感染症，壊血病など）により，仮骨が特発的に吸収されて骨折部に再び異常可動性が出現した状態をいう.
- 遷延癒合
  - 通常の日数を経過しても骨癒合がみられないものをいうが，骨癒合は緩慢であるが修復反応は継続しており，骨癒合阻害因子の改善と日数経過により骨癒合の可能性がある.
- コンパートメント症候群（区画症候群）
  - 四肢の骨と筋膜によって構成される区画（コンパートメント）の内圧が，筋，血管の損傷により亢進し，内部の血管や神経が圧迫されて循環障害や神経障害を来たすことで二次的に筋が壊死することをいう．前腕の屈側部や下腿部にみられることが多い.

表Ⅳ-1-11　コンパートメント症候群の発生原因

> - 骨折などの外傷性の筋肉内出血
> - ギプスや包帯などによる強固な圧迫
> - 動脈損傷

- クラッシュシンドローム（挫滅・圧挫症候群）：広範な軟部組織挫滅により急性腎不全を発症したもので，乏尿，ヘモグロビン尿，ミオグロビン尿，蛋白尿，アシドーシス，全身浮腫などを起こす.
- 長期臥床による続発症
  - 沈下性肺炎：気管分泌物を排出できずに下肺部に落ちてきた細菌が増殖し肺炎を起こしたもの.
  - 褥瘡：体と支持面との接触部で血行が不全となり周辺組織に壊死を起こしたもの.
  - 深部静脈血栓症：下肢の深部にある静脈に血栓ができた状態で，その血栓が肺塞栓をきたす危険性がある．長時間，足を動かさないことが原因で，かつては「エコノミー症候群」とも呼ばれた.
  - その他：筋萎縮，尿路感染症，認知症など

（3）骨損傷の合併症

ポイント● 後遺症

予想問題 1-32 □□□

次の骨折の合併症のうち後遺症でないのはどれか．

1. コンパートメント症候群
2. 阻血性骨壊死
3. 外傷性骨化性筋炎
4. 過剰仮骨形成

1. コンパートメント症候群とは，骨と筋膜によって構成されるコンパートメントの内圧が亢進し内部の血管や神経が圧迫された結果，二次的に筋が壊死することをいい続発症に分類される．また，壊死した筋の変性が永続的に残った場合の後遺症がフォルクマン拘縮である．
2，3，4．骨折の合併症は骨折を起こした外力などにより骨折とほぼ同時に発生する「併発症」，骨折の治療経過中に発生する「続発症」，治療終了後も永続的に障害を残す「後遺症」に分類することができる．そのうち後遺症には過剰仮骨形成，偽関節，変形癒合，骨萎縮，骨壊死，関節運動障害，骨化性筋炎，フォルクマン拘縮などがある．

【解答】1

予想問題 1-33 □□□

過剰仮骨形成の原因として誤っているのはどれか．

1. 粉砕骨折
2. 大きい骨折血腫
3. 骨膜の広範囲の剥離
4. 運動療法の開始の遅れ

過剰仮骨形成は粉砕骨折，骨片転位や骨折血腫が大きい場合，骨膜の広範囲の剥離，早期の強すぎる運動療法などが原因で発生する．

【解答】4

予想問題 1-34 □□□

偽関節の発生要因として正しいのはどれか．

1. 骨折部への圧迫力
2. 骨折血腫の流出
3. 骨幹部での螺旋状骨折
4. 長期間の固定

偽関節発生の局所的要因には圧迫力以外の癒合障害外力，骨折血腫の流出，骨幹部での横骨折，血行不良，骨片の欠損，開放性骨折，関節内骨折などがある．また，治療的要因として整復や固定の不良，固定期間の不足，不適切な後療法などがある．

【解答】2

予想問題 1-35

ズデック（Sudeck）骨萎縮で正しいのはどれか．

1. 四肢の近位部に好発する．
2. 無痛性を特徴とする．
3. 関節運動障害はみられない．
4. 交感神経の障害が考えられる．

1. 四肢の遠位部（橈骨遠位端部骨折後の手部など）に起こりやすい．
2. 有痛性の骨萎縮を特徴とする．
3. 関節運動障害（関節拘縮）はみられる．
4. 交感神経が関与する反射性の血管運動障害が原因と考えられている（反射性交感神経性ジストロフィー；RSD）．現在，RSDは複合性局所疼痛症候群（CRPS）のtypeⅠとされている．

【解答】4

重要ポイント

（3）骨損傷の合併症

後遺症
　骨折を起因として永続的に残る障害のこと．

> 過剰仮骨形成（架橋仮骨／橋状仮骨），偽関節（局所的：圧迫力以外，血行不良，骨片の欠損，血腫の流出，軟部組織の介在，開放性骨折，横骨折，全身的：高齢者，治療的：固定期間の不足，牽引療法による離開），変形癒合．ズデック骨萎縮（有痛性骨萎縮，交感神経障害）．阻血性骨壊死／無腐性骨壊死（上腕骨解剖頸骨折，手舟状骨骨折，大腿骨頸部骨折）．関節運動障害（関節強直，関節拘縮）．外傷性骨化性筋炎．フォルクマン拘縮（前腕屈筋群，阻血症状，手関節軽度屈曲位）．

● 過剰仮骨形成
・仮骨が過剰に形成され，その吸収が少ないものをいう．前腕などのように2骨間に形成され癒着したものを"架橋仮骨（橋状仮骨）"といい，関節運動障害（前腕では回旋運動）の原因となる．

表Ⅳ-1-12　過剰仮骨形成の発生原因
- 粉砕骨折
- 骨片転位が大きい
- 骨折血腫が大きい
- 骨膜の広範囲の剥離
- 早期の強すぎる運動療法

● 偽関節
・骨折部の骨癒合機序が完全に停止したものをいう．遷延癒合から移行する場合が多く，一般的には6カ月以上経過しても異常可動性が明らかなものを偽関節とみなす．

表Ⅳ-1-13　偽関節の原因

	原因
局所的	● 骨折部に作用する癒合障害外力（剪断力，屈曲力，牽引力，回旋力）＝圧迫力以外 ● 血管分布状態による血行不良 ● 粉砕骨折などによる骨片の欠損 ● 骨折部の血腫流出 ● 骨折端間での軟部組織の介在 ● 開放性骨折などによる細菌感染 ● 関節内骨折 ● 骨幹部での横骨折（海綿質が少なく，接触面積も小さいため） ● 骨膜の破綻
全身的	● 内分泌異常（糖尿病など） ● 栄養障害 ● 年齢（高齢者）
治療的	● 整復や固定の不良 ● 固定期間の不足 ● 牽引療法による骨折端間の広い離開 ● 不適切な後療法

(3) 骨損傷の合併症

ポイント● 後遺症

予想問題 1-36 □□□

阻血性骨壊死を起こしやすい骨折とその部位で誤っている組合せはどれか．

1. 上腕骨解剖頸骨折 ── 上腕骨頭
2. 手舟状骨骨折 ─── 近位骨片
3. 大腿骨頸部骨折 ── 大腿骨頭
4. 距骨頸部骨折 ─── 距骨頭部

阻血性骨壊死を起こしやすい骨折（壊死部）として上腕骨解剖頸骨折（上腕骨頭），手舟状骨腰部骨折（近位骨片），大腿骨頸部骨折（大腿骨頭），距骨頸部骨折（距骨体部）などがある．

【解答】4

予想問題 1-37 □□□

骨折の後遺症で正しいのはどれか．

1. 前腕で架橋仮骨が形成されると，肘の屈曲運動が著しく障害される．
2. 筋の萎縮により関節可動域が制限された状態を関節強直という．
3. 外傷性骨化性筋炎では，筋炎の鎮静後に骨化部の手術的除去を行う．
4. 軽度の捻転転位は自家矯正されるため，変形癒合には至らない．

1. 前腕の2骨間で架橋仮骨が形成されると前腕の回旋運動（回内外）が著しく障害される．
2. 関節外組織（関節包，靱帯，筋，皮膚など）の萎縮により関節可動域が制限されたものを関節拘縮という．一方，関節強直は関節を構成する骨や軟骨の癒着により関節可動域が制限されたものをいう．
3. 外傷性骨化性筋炎は筋内の血腫が吸収されずに骨化が生じた現象である．骨化部の手術的除去は早期には行わず，筋炎の鎮静を待って実施する．
4. 捻転転位は軽度であっても自家矯正が期待できないことから，整復時に除去されなければ変形癒合の原因となる．

【解答】3

予想問題 1-38 □□□

フォルクマン（Volkmann）拘縮で正しいのはどれか．

1. 急性挫滅症候群の最終的な症状である．
2. 受傷後1週間前後で拘縮が完成する．
3. 手関節は軽度伸展，手指の関節は屈曲位を呈する．
4. 筋を他動的に伸展すると疼痛が増強する．

1. 急性コンパートメント症候群の最終的な症状で，前腕屈筋群の阻血性壊死による拘縮のことである．
2. 受傷後24時間以内に発症し，短時間で拘縮は完成する．
3. 手関節は軽度屈曲，中手指節関節は過伸展，近位・遠位指節間関節は屈曲位となる．
4. 阻血症状（5P徴候）に加えて，筋の他動的伸展痛も認められる．

【解答】4

> 重要ポイント

（3）骨損傷の合併症

後遺症
- 変形癒合
  - 自家矯正力を超えた転位を残したまま骨癒合したもの．整復や固定の不良，不適切な後療法などが主な原因となる．
- 骨萎縮
  - 局所における骨形成が骨吸収を下回ることで発生する．

ズデック（Sudeck）骨萎縮
- 骨損傷後の四肢遠位部に起こりやすい有痛性骨萎縮のことである．運動運動障害（関節拘縮），疼痛，腫脹，爪の萎縮などの症状がみられる．交感神経障害や心因性などが原因であると考えられている．

- 阻血性骨壊死（無腐性骨壊死）
  - 骨折による血行遮断によって骨片が壊死に陥った状態をいう．

表IV-1-14 阻血性骨壊死を起こしやすい骨折

骨折部	壊死部
上腕骨解剖頸骨折	上腕骨頭
手舟状骨腰部骨折	近位骨片
股関節の脱臼骨折	大腿骨頭
大腿骨頸部骨折	大腿骨頭
距骨頸部骨折	距骨体部

- 関節運動障害（関節可動域制限）
  - 長期の固定，関節内骨折，関節周囲の骨折，過剰仮骨，変形治癒などが原因で起こる．
  - 関節強直：関節を構成する骨や軟骨を原因として，関節面が癒着し関節可動域が制限されたもの．
  - 関節拘縮：関節外組織（関節包，靱帯，筋，皮膚など）の萎縮により関節可動域が制限されたもの．
- 外傷性骨化性筋炎
  - 外傷時に骨膜外の筋組織内に血腫が形成され，それが吸収されずに骨化現象を生じたもので，上腕部や大腿部にみられることが多い．筋炎の鎮静後に骨化部の手術的切除を行う．
  - 原因：粗暴な徒手整復，強すぎる可動域訓練や筋力増強訓練など
- フォルクマン（Volkmann）拘縮
  - 急性コンパートメント症候群の最終的な症状で，前腕屈筋群の阻血性壊死による拘縮をいう．受傷後24時間以内に始まり，前腕に阻血症状が現れて手関節は軽度屈曲，中手指節関節は過伸展，近位・遠位指節間関節はともに屈曲位を呈する．筋が線維化し短縮した不可逆性変化が起きると重度の後遺症を残し，再び正常に戻ることは困難となる．

表IV-1-15 阻血症状

5P徴候	
阻血性疼痛（Pain）	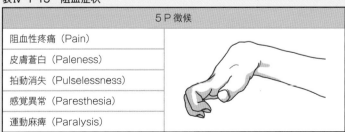
皮膚蒼白（Paleness）	
拍動消失（Pulselessness）	
感覚異常（Paresthesia）	
運動麻痺（Paralysis）	

- 筋の他動的伸展痛（passive stretching pain）も著明に認める．

（4）小児骨損傷・高齢者骨損傷の特徴

ポイント● 小児骨損傷の特徴

予想問題 1-39 □□□

ソルター・ハリス（Salter-Harris）分類の発生頻度の高い順で正しいのはどれか．

1. Ⅰ型 ─ Ⅱ型 ─ Ⅲ型 ─ Ⅳ型 ─ Ⅴ型
2. Ⅰ型 ─ Ⅲ型 ─ Ⅱ型 ─ Ⅳ型 ─ Ⅴ型
3. Ⅱ型 ─ Ⅰ型 ─ Ⅲ型 ─ Ⅳ型 ─ Ⅴ型
4. Ⅱ型 ─ Ⅲ型 ─ Ⅰ型 ─ Ⅳ型 ─ Ⅴ型

ソルター・ハリス分類において発生頻度の高い順は，Ⅱ型（約60％）→Ⅰ型（約25％）→Ⅲ型（10％以下）→Ⅳ型（Ⅲ型よりまれ）→Ⅴ型（きわめてまれ）となる．

【解答】3

予想問題 1-40 □□□

ソルター・ハリス（Salter-Harris）分類で正しい組合せはどれか．

1. Ⅰ型 ──── 骨幹端の三角骨片
2. Ⅱ型 ──── 関節内骨折
3. Ⅲ型 ──── 予後良好
4. Ⅳ型 ──── 成長障害

1. Ⅰ型は骨端線が完全に分離したタイプで，予後は良好である．
2. Ⅱ型は骨端線の分離と合わせて骨幹端に三角骨片が生じたタイプで，予後は良好である．
3. Ⅲ型は骨端線の分離と合わせて骨端に骨片が生じた関節内骨折のタイプで，予後は不良である．
4. Ⅳ型は関節面から骨端線を越えて骨幹端部に至る関節内骨折のタイプで，成長障害を起こしやすい．

【解答】4

予想問題 1-41 □□□

ソルター・ハリス（Salter-Harris）分類のⅤ型で誤っているのはどれか．

1. 長軸方向の外力により骨端線が圧挫されたタイプである．
2. Ｘ線像での診断は容易である．
3. 圧挫された側の骨端線は早期に閉鎖される．
4. すべてのタイプの中で最も予後が悪い．

　Ⅴ型は長軸方向の外力により骨端線が圧挫されたタイプで，圧挫された側の骨端線は早期に閉鎖され成長障害が必発するため，予後が最も悪い．他のタイプと異なり骨片転位が生じないため，Ｘ線像での診断は困難である．

【解答】2

重要ポイント

（4）小児骨損傷・高齢者骨損傷の特徴

小児骨損傷の特徴

新生児期（〜生後28日），乳児期（〜1歳），幼児期（〜7歳前後），学童期（〜12歳前後）ごろまでの骨折をさす．

> 骨膜が厚い．骨癒合期間が短い．偽関節は少ない．不全骨折が多い（粉砕骨折は少ない）．骨端線離開（ソルター・ハリス分類，成長障害）．リモデリング／自家矯正力（捻転転位では期待できない）．過成長．保存療法．関節拘縮は少ない．自動運動による後療法．

- 骨膜は厚く強靱で血行に富む．
  - 骨膜は温存され骨膜下骨折となることが多い（整復や整復位保持に有利）．
  - 骨癒合期間は成人のおよそ2/3程度で短い（若年者ほど短い）．
  - 偽関節を生じることは少ない．
- 骨は柔軟性に富む．
  - 不全骨折（若木骨折，竹節状骨折）が多く，粉砕骨折は少ない．
- 骨端軟骨（骨端成長軟骨板）が存在する．

表Ⅳ-1-16　ソルター・ハリス（Salter-Harris；SH）分類

分類	特徴	頻度	予後
type Ⅰ	● 骨端線の完全な分離 ● 幼少児に多い	約25%	良好
type Ⅱ	● 骨端線の分離と骨幹端の三角骨片 ● 年長児に多い	約60% （最も多い）	良好
type Ⅲ	● 骨端線の分離と骨端の骨片 ● 関節内骨折である	10%以下 （まれ）	不良
type Ⅳ	● 関節面から骨端線を越えて骨幹端部に至る骨折 ● 関節内骨折で，成長障害を起こしやすい	さらにまれ	不良
type Ⅴ	● 長軸方向の外力による骨端線の圧挫 ● 転位が生じないため診断が困難となる ● 骨端線は早期に閉鎖し成長障害を生じる	きわめてまれ	最も不良

(4) 小児骨損傷・高齢者骨損傷の特徴

ポイント● 小児骨損傷の特徴

予想問題 1-42

小児骨損傷で正しいのはどれか．
1. 骨膜が厚く強靱なため，粉砕骨折となることが多い．
2. 骨癒合期間は若年齢者ほど長くなる．
3. 骨膜下骨折は整復位保持に有利である．
4. 骨端線離開では偽関節の発生が多い．

1. 骨膜が厚く強靱で骨の柔軟性も高いことから，不全骨折が多く，粉砕骨折は少ない．
2. 骨癒合期間は成人の2/3程度で短く，年齢が若いほどその期間も短い．
3. 骨膜が温存された骨膜下骨折は整復や整復位保持に有利である．
4. 偽関節を生じることは少ない．

【解答】3

予想問題 1-43

小児骨損傷で正しいのはどれか．
1. 側方転位，短縮転位，捻転転位はリモデリングが期待できる．
2. 治療過程で骨の過成長を生じることがある．
3. 完全骨折の場合は観血療法の適応となる．
4. 関節拘縮を予防するために，後療法は早期より他動運動を主体とする．

1. 骨のリモデリングが盛んなことから側方転位，短縮転位，屈曲転位は自家矯正が期待できる．ただし，捻転転位や関節内骨折の骨片転位では期待できない．
2. 骨端成長軟骨板が刺激されて，治癒過程中に長径成長が促進されることがある．
3. 完全骨折，不全骨折ともに原則として保存療法を適応する．
4. 固定による関節拘縮は生じにくいため，後療法は自動運動を主体として行う．

【解答】2

ポイント● 高齢者骨損傷の特徴

予想問題 1-44

高齢者に好発する骨折でないのはどれか．
1. 上腕骨骨幹部骨折
2. 橈骨遠位端部骨折
3. 大腿骨頸部骨折
4. 胸腰椎椎体圧迫骨折

高齢者では骨粗鬆症の影響を受ける海綿質の多い部分（長管骨の骨端部，海綿骨）での骨折が好発する．代表的な例としては上腕骨外科頸骨折，橈骨遠位端部骨折，大腿骨頸部骨折，胸腰椎椎体圧迫骨折などが挙げられる．

【解答】1

予想問題 1-45

高齢者骨損傷で正しいのはどれか．
1. 緻密質の多い部位での骨折を好発する．
2. 長管骨の骨幹部骨折が多い．
3. 治療期間が長くなるほど廃用症候群を起こしやすい．
4. 変形癒合に至らないようできるかぎり強固な固定を行う．

1. 骨粗鬆症の影響を受ける海綿質での骨折が多い．
2. 長管骨の骨端部や海綿骨での骨折が好発する．
3. 認知症，肺炎，尿路感染，褥瘡などの廃用症候群は長期間の臥床により多発する．
4. 廃用症候群を防ぐためにも，多少の変形治癒はやむをえないものとして，早期の離床に努める．

【解答】3

重要ポイント

(4) 小児骨損傷・高齢者骨損傷の特徴

小児骨損傷の特徴
- 骨のリモデリングが旺盛である．
  - ・転位が残存しても自家矯正力により，ある程度は元に戻る．
  - ・側方転位，短縮転位，屈曲転位はリモデリングが期待できる．
  - ・捻転転位（回旋転位）や関節内骨折の骨片転位では期待できない．
- 治癒過程において骨の過成長を生じることがある．
  - ・骨端成長軟骨板が刺激されて長径成長が促進されることがある．
- 診断上の特徴
  - ・低年齢児では，問診が困難なことがある．
  - ・保護者や目撃者への問診内容と症状が一致しないこともある．
- 治療上の特徴
  - ・原則として保存療法を適応する．
  - ・リモデリングが期待できる場合には，不必要な整復や固定は行わない．
  - ・固定による関節拘縮は生じにくい．
  - ・後療法は自動運動を主体とする（不必要な場合もある）．

高齢者骨損傷の特徴
骨粗鬆症による骨組織の変化が著しくなる65歳以上での骨折をさすことが一般的である．

> 海綿質の多い部位（橈骨遠位端部骨折，大腿骨頸部骨折，胸腰椎椎体圧迫骨折），廃用性症候群，早期離床．

- 発生上の特徴
  - ・海綿質の多い部位での骨折が好発する．
  - ・転倒などにより発生する場合が多い．
  - ・好発部位：上腕骨外科頸骨折，橈骨遠位端部骨折，大腿骨頸部骨折，胸腰椎椎体圧迫骨折など
- 治療上の特徴
  - ・青壮年に比べて付着する筋の筋力が弱いため，骨片転位の程度が小さく骨折の症状も軽度である．
  - ・骨の代謝機能が低下しているため，骨癒合期間が長くなることが多い．
  - ・廃用症候群（認知症，肺炎，尿路感染，褥瘡，筋萎縮，関節拘縮など）を起こしやすい．
  - ・多少の変形治癒はやむをえないものとして早期離床に努め，1日でも早く受傷前の生活に戻すことを目指す．

(5) 骨癒合の日数，骨折の治癒経過，影響を与える因子

ポイント● 骨癒合の日数

予想問題 1-46 □□□

骨癒合の日数で誤っているのはどれか．

1. さまざまな要因の影響を受けるため一定していない．
2. グルト（Gurlt）の骨癒合日数は実際の癒合期間よりも若干長い．
3. 一般的に長く太い骨ほど癒合期間も長くなる．
4. 骨癒合後にはその期間以上の機能回復期間が必要となる．

1. 骨癒合に好適な条件および不適な条件の影響を受けるため，たとえ同じ部位の骨折であっても一定ではない．
2. グルトの骨癒合日数は実際の骨癒合期間よりも短く，およそ仮骨出現の時期に相当する．
3. 一般的に指骨，肋骨など短く細い骨では癒合期間が短く，上腕骨，大腿骨など長く太い骨では長くなる．
4. 実際の治療では，骨癒合が得られるまで実施した固定の期間と同じかそれ以上の機能回復期間が固定除去後には必要となる．

【解答】2

予想問題 1-47 □□□

グルト（Gurlt）の骨癒合日数で正しい組合せはどれか．

1. 鎖　骨 ——— 3 週
2. 腓　骨 ——— 5 週
3. 上腕骨骨幹部 ——— 7 週
4. 大腿骨頸部 ——— 10 週

グルトの骨癒合日数では，鎖骨は 4 週，腓骨は 5 週，上腕骨骨幹部は 6 週，大腿骨頸部は 12 週である．

【解答】2

ポイント● 骨折の治癒経過

予想問題 1-48 □□□

骨折の治癒経過で誤っている組合せはどれか．

1. 炎症期 ——————— 線維芽細胞による膠原線維の産生
2. 仮骨形成期 ——— 結合組織性骨化による類骨組織の形成
3. 仮骨硬化期 ——— X 線像での不明瞭な骨化
4. リモデリング期 —— 日常生活に応変した自家矯正

1. 骨折後 24〜48 時間を過ぎると，患部に侵入した血管芽細胞が毛細血管，線維芽細胞が膠原線維を新生する．
2. 骨折後 3 週間ぐらいから結合組織性骨化が起こり，そこに石灰塩が沈着して類骨組織が形成される．この時期の X 線像では明らかな骨化は認められない．
3. 4 週間を過ぎると仮骨は成熟した骨梁となって緻密質を形成する．この時期になると骨化も進むため，X 線像でも硬化仮骨の状態が確認できる．
4. 硬化仮骨は吸収と添加を繰り返して，日常生活に有利な形態に順応し自家矯正される．

【解答】3

重要ポイント

(5) 骨癒合の日数，骨折の治癒経過，影響を与える因子

骨癒合の日数

> グルトの骨癒合日数〔前腕骨（5週），腓骨（5週），上腕骨（6週），脛骨（7週），下腿両骨（8週），大腿骨（10週），大腿骨頸部（12週）〕．

- 骨癒合に必要な日数はさまざまな因子（年齢，全身状態など）によって影響を受けるため一定していない．従来から用いられているグルト（Gurlt）の骨癒合日数は，実際の骨癒合期間よりも短く，おおよそ仮骨出現の時期に相当する．また，治療に際しては，骨癒合後にはその期間と同様もしくはそれ以上の機能回復期間が必要となることも考慮しなければならない．

表Ⅳ-1-17　グルトの骨癒合日数

骨折部位	骨癒合日数
指骨，中手骨，中足骨	2週
肋骨	3週
鎖骨	4週
前腕骨（橈骨，尺骨）	5週
腓骨	5週
上腕骨骨幹部	6週
脛骨	7週
下腿両骨	8週
大腿骨骨幹部	8週
大腿骨頸部	12週

骨折の治癒経過

> 炎症期（血腫形成），仮骨形成期（結合組織性骨化），仮骨硬化期，リモデリング期（自家矯正）．

- 炎症期
  - 骨や血管の離断部からの出血やリンパ液の滲出により血腫が形成される．その後，24〜48時間を過ぎると患部の腫脹部に侵入した血管芽細胞が毛細血管を新生し，線維芽細胞は膠原線維を産生する．この間，炎症は続く．
- 仮骨形成期
  - 骨折後1週間を過ぎると，骨芽細胞が分裂し骨形成が開始される．その後，3週間ぐらいからは結合組織性骨化（膜性骨化）が起こるが，この時期は構造が不規則で，骨梁も粗く，石灰塩も少ないため，X線像では明らかな骨化は認められない（類骨組織）．
- 仮骨硬化期
  - 4週間を過ぎると仮骨は吸収作用と添加作用により成熟した骨梁となって新しい緻密質を作る．この時期は石灰塩も増量し骨化が進むため，X線像でも明らかな仮骨（硬化仮骨）の状態が確認できる．
- リモデリング期
  - 骨折部の硬化仮骨は吸収と添加の作用が進行し，日常生活に有利な形態に順応する（ウォルフの応変則）．この変化を自家矯正といい，若年者ほどこの能力は高い．しかし，捻転転位は自家矯正されない．

（5）骨癒合の日数，骨折の治癒経過，影響を与える因子

ポイント● 影響を与える因子

予想問題 1-49 □□□
骨折部に働く外力で骨癒合に好適なのはどれか．
1. 屈曲力
2. 剪断力
3. 圧迫力
4. 回旋力

骨折部に働く外力のうち骨癒合に好適なのは圧迫力のみで，それ以外はすべて骨癒合障害外力となる．

【解答】3

予想問題 1-50 □□□
長管骨骨幹部の骨折で最も骨癒合に不利なのはどれか．
1. 横骨折
2. 縦骨折
3. 斜骨折
4. 螺旋状骨折

長管骨の骨幹部は緻密質が多く骨癒合には不利な部位である．さらに横骨折の場合はその他の縦骨折，斜骨折，螺旋状骨折に比べて骨折端同士の接触面積が小さくなるため骨癒合にとっては不利となる．

【解答】1

予想問題 1-51 □□□
骨癒合に好適な条件と不適な条件との組合せで正しいのはどれか．
1. 螺旋状骨折 ── 斜骨折
2. 関節内骨折 ── 粉砕骨折
3. 噛合骨折 ── 海綿骨骨折
4. 骨幹部骨折 ── 骨幹端部骨折

1. 螺旋状骨折，斜骨折ともに骨折端の接触面積が大きくなることから骨癒合には好適な条件である．
2. 関節内骨折は骨膜性仮骨の形成に欠ける点から，粉砕骨折は骨片が拡散（または欠損）する点からともに骨癒合には不適な条件である．
3. 噛合骨折や海綿骨の骨折はともに骨癒合には好適な条件である．
4. 骨幹部骨折は緻密質が多い部位での骨折であることから骨癒合には不適な条件である．一方，骨幹端部骨折は海綿質に富んだ部位での骨折であることから骨癒合には好適な条件である．

【解答】4

予想問題 1-52 □□□
骨癒合に不適な条件として誤っているのはどれか．
1. 両骨折端が同じ血腫内にある．
2. 骨折部への血行が不良である．
3. ダイエットを目的とした食事制限を行っている．
4. 基礎疾患として糖尿病を患っている．

1. 両骨折端が同じ血腫内にある場合は，骨癒合には好適である．
2. 骨折部への血行不良は骨癒合には不適である．
3. 食事制限により栄養状態が不良であれば，骨癒合には不適である．
4. 糖尿病のような高血糖状態では骨芽細胞の活動が障害されるため，骨癒合には不適である．

【解答】1

重要ポイント

(5) 骨癒合の日数，骨折の治癒経過，影響を与える因子

影響を与える因子

> 好適な条件〔軟部組織損傷が少ない，両骨折端が同じ血腫内，骨折部に働くのは圧迫力のみ，嵌入骨折，螺旋状骨折（斜骨折），海綿質での骨折〕．
> 不適な条件（血腫の消失，離開した延長転位，粉砕骨折，関節内骨折，開放性骨折）．

表Ⅳ-1-18　局所的要因

	好適な条件	不適な条件
軟部組織損傷	少ない	高度
骨折部の血腫	両骨折端が同じ血腫内	消失
骨折部への血行	良好	不良
骨折部に働く外力	圧迫力のみ	屈曲力，牽引力，回旋力，剪断力
転位	骨折部が嚙合した転位	広く離開した延長転位
骨折線	螺旋状または斜骨折	高度の粉砕骨折
その他	海綿質（骨幹端部）での骨折	関節内骨折 緻密質が多い部位（骨幹部）での骨折 開放性骨折（細菌感染がある）

表Ⅳ-1-19　全身的要因

	好適な条件	不適な条件
年齢	若齢者	高齢者
栄養状態	良好	不良
基礎疾患	ない	ある

2 関節の損傷（捻挫，脱臼）

（1）靱帯，関節包の損傷

ポイント● 分類と症状

予想問題 2-1 □□□

靱帯損傷の程度による分類で誤っているのはどれか．

1. 第Ⅰ度では関節の不安定性はみられない．
2. 第Ⅱ度では皮下出血斑はみられない．
3. 第Ⅲ度では陥凹が触知されることもある．
4. 第Ⅲ度では脱臼に至ることもある．

1. 第Ⅰ度は靱帯線維の微小損傷に該当するため，機能障害は軽度で，関節不安定性もみられない．
2. 第Ⅱ度は靱帯の部分断裂を指し，腫脹は中等度で皮下出血斑がみられることもある．
3. 4. 第Ⅲ度は靱帯が完全に断裂した状態であるため，陥凹が触知されることもある．また，関節の支持性が失われると脱臼に至る場合もある．

【解答】2

予想問題 2-2 □□□

靱帯損傷の症状で誤っているのはどれか．

1. 急性期では受傷機転と逆方向に運動を強制すると疼痛が増強する．
2. 関節腫脹では血腫を認めることもある．
3. 同じ部位の捻挫を繰り返すと関節不安定性が増大する．
4. 関節不安定性を放置すると変形性関節症を発症しやすい．

1. 急性期では受傷機転と同方向への運動で疼痛が顕著となる．
2. 関節包内靱帯（膝の十字靱帯など）の損傷では関節血腫を認めることが多い．
3. 同じ部位での捻挫の繰り返しは，関節不安定性を助長する．
4. とくに下肢の関節では関節不安定性を放置すると，変形性関節症に移行しやすくなる．

【解答】1

ポイント● 治癒機序

予想問題 2-3 □□□

靱帯損傷の治癒機序で誤っているのはどれか．

1. 炎症系細胞のうちマクロファージが損傷された組織を貪食する．
2. 線維芽細胞や血管芽細胞により肉芽組織が形成される．
3. 修復された靱帯に伸張負荷をかけるのは炎症期が終了してからである．
4. 増殖期に産生される膠原線維は主にⅠ型コラーゲンである．

1. 炎症期ではマクロファージが損傷された組織を貪食する．
2. 肉芽組織は炎症系細胞に加え，線維芽細胞，血管芽細胞により形成される．
3. 増殖期が終了する受傷後6週が伸張負荷をかけ始める時期の目安とされる．
4. 靱帯，腱，骨などではⅠ型コラーゲン，関節軟骨ではⅡ型コラーゲンが主成分である．

【解答】3

重要ポイント

（1）靱帯，関節包の損傷

分類と症状

損傷の程度（関節不安定性，皮下出血斑，陥凹の触知）．新鮮時の症状（受傷機転と同方向への強制位痛，皮下出血斑，関節血腫，運動制限，不安定性）．陳旧例の症状（変形性関節症）．

◎程度による分類

表Ⅳ-2-1　各損傷の程度

分類	損傷の程度
第Ⅰ度	● 靱帯線維の微小損傷． ● 疼痛，圧痛，腫脹はごく軽度である． ● 機能障害（疼痛による関節可動域制限）は軽度で，関節不安定性はみられない．
第Ⅱ度	● 靱帯の部分断裂． ● 疼痛，圧痛，腫脹が軽度から中等度みられる． ● 機能障害（関節不安定性）は中等度で，皮下出血斑がみられることもある．
第Ⅲ度	● 靱帯の完全断裂． ● 著明な疼痛，圧痛，腫脹がみられ，陥凹が触知されることもある． ● 機能障害（関節不安定性）は高度で，皮下出血斑もみられる． ● 靱帯の完全断裂により関節の支持性が失われて脱臼に至る場合がある．

◎時期による症状

- 新鮮時（急性期）の症状
  ・疼痛：局所の圧痛，運動痛（受傷機転と同方向への強制），自発痛
  ・腫脹：局所の血腫や皮下出血斑，関節血腫や関節液貯留，浮腫など
  ・機能障害：運動制限，不安定性による支持の欠落
- 陳旧例の症状
  ・関節の不安定感や疼痛の遺残，捻挫の繰り返し，変形性関節症など

治癒機序

炎症期（血腫形成，マクロファージ）．増殖期（肉芽組織，線維芽細胞）．リモデリング期．

- 炎症期（～2週）
  ・受傷後数時間で血腫が形成され，炎症反応が生じて炎症系細胞が損傷部に集まる．
  ・マクロファージが損傷された組織を貪食する．
  ・線維芽細胞や血管芽細胞が肉芽組織を形成する．
- 増殖期（2～6週）
  ・肉芽組織が増殖され，線維芽細胞より膠原線維（Ⅰ型コラーゲン）が盛んに産生される．
  ・まだ正常組織とは組織学的，力学的に異なっている．
- リモデリング期（～数カ月）
  ・膠原線維の配列が長軸方向に沿ったものとなり，正常状態に修復される．

(2) 関節軟骨の損傷

ポイント● 分　類

予想問題 2-4　□□□

骨損傷を合併していない軟骨損傷で正しいのはどれか．

1. 軟骨損傷の病態を判断しやすい．
2. 膝蓋大腿関節では骨軟骨骨折を起こすことがある．
3. 時間経過に伴い離断性骨軟骨炎が生じることがある．
4. 小児の裂離骨折のほとんどは軟骨の裂離である．

1. 骨損傷を合併している場合は，その症状が顕著となるため軟骨損傷の病態を判断しやすい．
2. 骨軟骨骨折は関節軟骨の一部が軟骨下骨組織を伴って裂離したもので，骨損傷を合併している例に該当する．
3. 離断性骨軟骨炎は軟骨下骨組織に壊死が生じ，骨軟骨片が分離したもので，骨損傷を合併していない例に該当する．
4. 小児の裂離骨折は靱帯や腱の付着部の骨がその牽引力により裂離したもので，ほとんどが軟骨の裂離であるが，軟骨下骨組織も含んだ裂離となるため骨損傷を合併している例に該当する．

【解答】3

ポイント● 症　状

予想問題 2-5　□□□

骨損傷を合併していない軟骨損傷の症状で誤っているのはどれか．

1. 疼　痛
2. 関節可動域制限
3. 嵌頓症状
4. 骨髄性出血

骨髄性出血は，軟骨下骨組織の損傷を合併した軟骨損傷の症状である．疼痛，関節可動域制限，嵌頓症状は骨損傷を合併していない軟骨損傷でもみられる症状である．

【解答】4

ポイント● 治癒機序

予想問題 2-6　□□□

軟骨下骨組織に達する損傷で修復される軟骨組織の種類はどれか．

1. 硝子軟骨
2. 骨端軟骨
3. 線維軟骨
4. 弾性軟骨

軟骨下骨組織に達する損傷では骨髄から浸潤する間葉細胞により修復反応がみられるが，元来の硝子軟骨ではなく，線維軟骨で修復される．

【解答】3

重要ポイント

（2）関節軟骨の損傷

分 類

> 離断性骨軟骨炎．圧迫骨折（陥凹・陥没骨折）．骨軟骨骨折．裂離骨折．

- 骨損傷を合併していない軟骨損傷
  - 関節軟骨には血管や神経が乏しいため，損傷を認識しにくい．
  - 急性でもその他の関節構成組織損傷の合併が多いため，関節軟骨の損傷を見落とすことがある．
  - 時間経過に伴い関節面の軟骨下骨組織に限局性の骨壊死が生じ，関節面から分画され，骨軟骨片が分離することがある（離断性骨軟骨炎）．
- 骨損傷を合併している軟骨損傷
  - 骨損傷を合併している場合は，合併していない場合よりも病態が分かりやすい．

表Ⅳ-2-2 骨損傷を合併している軟骨損傷の例

種　類	特　徴
圧迫骨折	● 対向する骨端部の衝突により関節面に発生する（陥凹骨折，陥没骨折）． ● 例）脛骨近位端関節面⇔大腿骨顆部
骨軟骨骨折	● 関節軟骨の一部が軟骨下骨組織を伴って裂離したもの． ● 対向する骨の関節面に剪断力，関節面の捻転圧迫力などを及ぼして発生する． ● 例）膝関節（膝蓋骨）
裂離骨折	● 靱帯や腱の牽引力によって付着部の骨が裂離したもの． ● 小児の裂離骨折の多くは軟骨部分（軟骨下骨組織も含む）での裂離となる．

症 状

> 疼痛．関節可動域制限．嵌頓症状．骨髄性出血．

- 骨損傷を合併していない軟骨損傷
  - 一般的に初期症状は乏しい．
  - 疼痛，関節可動域制限，嵌頓症状（locking）を生じることがある．
- 骨損傷を合併している軟骨損傷
  - 関節部の著明な疼痛，腫脹，関節血腫を認める．
  - 関節穿刺により脂肪滴が認められた場合は，軟骨下骨組織の損傷による骨髄性出血によるものである．

治癒機序

> 硝子軟骨．線維軟骨．

- 軟骨下骨組織に及ばない損傷
  - 軟骨自体の修復機序はみられず，たとえ小さな損傷でも欠損部は残存する．
- 軟骨下骨組織に達する損傷
  - 骨髄からの未分化間葉細胞により修復反応がみられる．しかし，修復された軟骨組織は元来の硝子軟骨ではなく，膠原線維の豊富な線維軟骨である．

(3) 脱　臼

ポイント● 外傷性脱臼の特徴

予想問題 2-7 □□□

外傷性脱臼の特徴で正しいのはどれか．
1. 直達外力による発生が多い．
2. 幼小児の男児に多い．
3. 捻挫の多い関節には比較的発生が少ない．
4. ほとんどが関節包内脱臼である．

1. 関節部から離れた別の部位に作用した外力が槓桿作用によって骨頭を逸脱させる介達性脱臼が多い．
2. 一般的にスポーツや肉体労働などで外傷を受ける機会の多い青壮年の男性に好発する．
3. 外傷性脱臼は肩関節，肘関節，顎関節など捻挫の発生が少ない関節に好発する．つまり，一般的に捻挫の発生が多いとされる足関節や膝関節などでは脱臼が少ないといえる．
4. 大部分は関節包が損傷されて骨頭が逸脱する関節包外脱臼となる．例外として，顎関節脱臼や股関節の中心性脱臼は関節包内脱臼となる．

【解答】3

予想問題 2-8 □□□

外傷性脱臼が好発する関節でないのはどれか．
1. 顎関節
2. 肩関節
3. 肘関節
4. 膝関節

　肩関節，肘関節，顎関節など靱帯による運動の制御が比較的緩やかな関節では外力により非生理的な運動を強いられた場合は脱臼に至ることが多い．一方，膝関節や足関節など関節運動が靱帯により強く制限されている場合は，非生理的な運動を強制されると靱帯損傷を引き起こし捻挫となりやすい．

【解答】4

ポイント● 分　類

予想問題 2-9 □□□

病的脱臼でないのはどれか．
1. 破壊性脱臼
2. 反復性脱臼
3. 麻痺性脱臼
4. 拡張性脱臼

　病的脱臼とは，関節に何らかの基礎疾患があって正常なら脱臼を起こさないような軽微な外力によって発生する脱臼のことで，その機序により麻痺性脱臼，拡張性脱臼，破壊性脱臼の3種類がある．反復性脱臼とは外傷性脱臼に続発し，軽微な外力によって脱臼を繰り返す状態をいうが，病的脱臼には当たらない．

【解答】2

予想問題 2-10 □□□

麻痺性脱臼の原因となるのはどれか．
1. 急性化膿性関節炎
2. 関節リウマチ
3. 動揺性肩関節
4. 脳血管障害

　麻痺性脱臼とは関節を支持する筋の弛緩性麻痺により関節自体が弛緩して起こる脱臼のことで，脳血管障害による片麻痺患者に発生する肩関節不全脱臼が代表例である．

【解答】4

重要ポイント

(3) 脱 臼

外傷性脱臼の特徴

> 青壮年の男性に多い．好発部位（肩関節，肘関節，顎関節）．介達外力．関節包外骨折．

- スポーツや肉体労働などで外傷を受ける機会が多い青壮年に多い．
- 一般的に男性に多く発生する（例外として顎関節脱臼は女性に多い）．
- 肩関節，肘関節，顎関節，肩鎖関節などに好発する（捻挫の発生が少ない関節に好発する）．
- 多くは介達外力により発生する．
- 一般的に関節包が損傷される関節包外脱臼となる（例外として顎関節脱臼や股関節中心性脱臼は関節包が損傷されない関節包内脱臼となる）．

分 類

◎関節の性状による分類

> 外傷性脱臼（急性，亜急性）．病的脱臼（麻痺性脱臼，拡張性脱臼，破壊性脱臼）．

- 外傷性脱臼
  - 急性：正常な関節に外力が働いて，関節を構成する骨端または関節面が関節包を破り，関節面の解剖学的位置関係が失われたもの．
  - 亜急性：関節部に比較的軽度の外力が繰り返し作用して関節の支持に関与する筋，腱，靱帯，関節包の弛緩や伸張によって生じたもの（例：動揺性肩関節）．
- 病的脱臼
  - 関節に基礎疾患があって，正常なら脱臼が起こりえないわずかな外力（または外力なし）によって発生するもの．

表Ⅳ-2-3 病的脱臼の種類

種 類	特 徴
麻痺性脱臼	● 筋の弛緩性麻痺により，関節を固定する筋，靱帯，関節包が弛緩して生じる脱臼 ● 例）片麻痺患者（脳血管障害）の肩関節不全脱臼
拡張性脱臼	● 関節内に炎症性滲出物が多量に貯留し，関節包が拡張され生じる脱臼 ● 例）急性化膿性関節炎による股関節脱臼
破壊性脱臼	● 関節構成組織の破壊により生じる脱臼 ● 例）関節リウマチ患者の手指の脱臼変形

◎程度による分類

> 完全脱臼．不全脱臼（亜脱臼）．

- 完全脱臼：一方の関節面が他方の関節面に対して完全に逸脱し，両者間に対応関係がないもの．
- 不全脱臼（亜脱臼）：関節面が部分的な対応を残しながら，一方の関節面が他方の関節面に対して不完全に逸脱したもの．

(3) 脱　臼

ポイント● 定義・分類

予想問題 2-11 □□□

脱臼方向の定義で誤っているのはどれか．

1. 原則として近位関節面に対する遠位関節面の位置で表す．
2. 脊椎脱臼では上位に対する下位の脊椎の位置で表す．
3. 肩鎖関節脱臼では肩峰に対する鎖骨外側端の位置で表す．
4. 胸鎖関節脱臼では胸骨柄に対する鎖骨内側端の位置で表す．

1. 脱臼方向は近位関節面に対する遠位関節面の位置によって表すのが原則である．
2．3. 例外として，肩鎖関節脱臼では肩峰に対する鎖骨外側端の位置で，脊椎脱臼では下位に対する上位の脊椎の位置で表す．
4. 胸鎖関節脱臼については原則通り近位関節面（胸骨柄の鎖骨切痕）に対する遠位関節面（鎖骨内側端）の位置で表す．

【解答】2

予想問題 2-12 □□□

側方脱臼に含まれるのはどれか．

1. 内方脱臼
2. 上方脱臼
3. 内側脱臼
4. 掌側脱臼

側方脱臼とは遠位関節面が近位関節面の側方に転位したものをいい，内側脱臼および外側脱臼に分けられる．
1. 内方脱臼とは大腿骨頭が寛骨臼窩を破壊して骨盤腔内に嵌入したもので中心性脱臼とも呼ばれる．
2. 上方脱臼とは遠位関節面が近位関節面の上方に転位したものである．
4. 掌側脱臼とは手部において遠位関節面が近位関節面の掌側に転位したものである．

【解答】3

予想問題 2-13 □□□

脱臼骨折が必発するのはどれか．

1. 内方脱臼
2. 上方脱臼
3. 内側脱臼
4. 外側脱臼

内方脱臼とは中心性脱臼ともいう．大腿骨頭が寛骨臼窩を破壊して骨盤腔内に嵌入する脱臼骨折のことで，股関節にのみ発生する．

【解答】1

予想問題 2-14 □□□

同義語として正しい組合せはどれか．

1. 単数脱臼 ——— 単発脱臼
2. 複数脱臼 ——— 多発脱臼
3. 後天性脱臼 ——— 陳旧性脱臼
4. 習慣性脱臼 ——— 随意性脱臼

1. 単数脱臼および単発脱臼は同義で，1カ所の関節が脱臼したものをいう．
2. 複数脱臼とは1本の骨の近位端と遠位端の2カ所の関節が脱臼したものをいう．一方，多発脱臼とは2カ所以上の関節が同時に脱臼したものをいう．
3. 後天性脱臼とは出生後に起きる脱臼のことをいい，陳旧性脱臼とは脱臼してから数週間以上を経過したものをいう．
4. 習慣性脱臼とは明らかな外傷の既往がないのに軽微な外力や不随意的な筋作用によって脱臼するものをいう．一方，随意性脱臼とは本人の意思で自ら脱臼を起こしたり整復したりすることができるものをいう．

【解答】1

重要ポイント

（3）脱　臼

関節面相互の位置による分類（図IV-2-1）

> 前方・後方脱臼．上方・下方脱臼．側方脱臼（内側・外側脱臼）．中心性脱臼（脱臼骨折）．

- 前方脱臼，後方脱臼：遠位関節面が近位関節面の前方または後方へ転位したもの．
  （それぞれ手部では掌側脱臼と背側脱臼，足部では背側脱臼と底側脱臼と呼ぶ）
- 上方脱臼，下方脱臼：遠位関節面が近位関節面の上方または下方へ転位したもの．
- 側方脱臼（内側脱臼，外側脱臼）：遠位関節面が近位関節面の内側または外側へ転位したもの．
- 中心性脱臼（内方脱臼）：大腿骨頭が寛骨臼窩を破壊して，骨盤腔内に嵌入する脱臼骨折のこと．

脱臼方向の定義

・近位関節面に対する遠位関節面の位置によって定義するのが原則である（例外：肩鎖関節は鎖骨外側端の位置で，脊柱は上位（近位）にある脊柱の位置で表現する）．

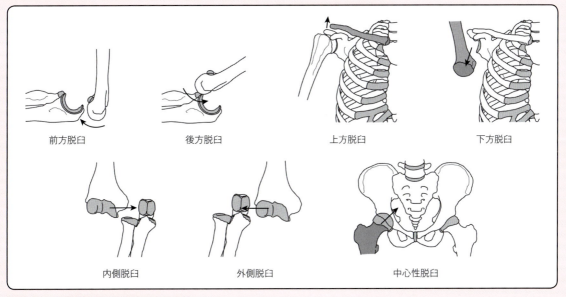

図IV-2-1　関節面相互の位置による分類

脱臼数による分類（図IV-2-2）

> 単数脱臼（単発脱臼）．複数脱臼（二重脱臼）．多発脱臼．

- 単数脱臼（単発脱臼）：1カ所の関節が脱臼したもの．
- 複数脱臼（二重脱臼）：1本の骨の近位端と遠位端の2カ所の関節が脱臼したもの（例：鎖骨の胸鎖関節と肩鎖関節の同時脱臼）．
- 多発脱臼：2カ所以上の関節が同時に脱臼したもの．

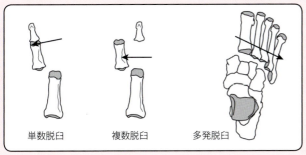

図IV-2-2　脱臼数による分類

(3) 脱　臼

ポイント● 分　類

予想問題 2-15

脱臼の分類と好発する関節で誤っている組合せはどれか．

1. 反復性脱臼 ── 肩関節
2. 習慣性脱臼 ── 膝蓋大腿関節
3. 先天性脱臼 ── 顎関節
4. 随意性脱臼 ── 母指の中手指節関節

1. 反復性脱臼は肩関節，顎関節，膝蓋大腿関節（膝蓋骨脱臼）などに好発する．
2. 習慣性脱臼は顎関節，膝蓋大腿関節（膝蓋骨脱臼）などに好発する．
3. 先天性脱臼とは出生前の胎児期および出生時に脱臼したもので，股関節に多くみられる（発育性股関節脱臼）．
4. 随意性脱臼は母指の中手指節関節や反復性脱臼に陥った肩関節，顎関節，膝蓋大腿関節などにみられる．

【解答】3

予想問題 2-16

関節包外脱臼となるのはどれか．

1. 先天性脱臼
2. 外傷性脱臼
3. 麻痺性脱臼
4. 習慣性脱臼

　外傷性脱臼は一般的に関節包が損傷されて骨頭が逸脱する関節包外脱臼となる．病的脱臼のうちの麻痺性脱臼と拡張性脱臼，さらに先天性脱臼，反復性脱臼，習慣性脱臼などは関節包を損傷することなく骨頭は脱臼位をとる．

【解答】2

予想問題 2-17

陳旧性脱臼がみられるのはどれか．

1. 顎関節前方脱臼
2. 伸展型モンテギア（Monteggia）脱臼骨折
3. 股関節後方脱臼
4. 膝蓋骨外側脱臼

　伸展型モンテギア脱臼骨折では受傷時に腕橈関節の脱臼が見逃されやすく，尺骨骨幹部骨折の整復のみで固定を行うと，後日になって橈骨頭の脱臼が陳旧例として発見されることが多い．

【解答】2

予想問題 2-18

脱臼の分類で正しいのはどれか．

1. 亜急性による外傷性脱臼は亜脱臼ともいう．
2. 手部では前方脱臼を背側脱臼，後方脱臼を掌側脱臼と呼ぶ．
3. 胸鎖関節と肩鎖関節の同時脱臼は多発脱臼に分類される．
4. 直達性脱臼では外力の作用した部位の反対側の関節包が破れて脱臼する．

1. 亜急性の外傷性脱臼とは比較的軽度な外力が繰り返し作用することで発生した脱臼をいう．亜脱臼とは不全脱臼のことである．
2. 手部では前方脱臼を掌側脱臼，後方脱臼を背側脱臼と呼ぶ．
3. 胸鎖関節と肩鎖関節の同時脱臼のように1本の骨の近位端と遠位端の2カ所の関節が脱臼したものを複数脱臼（二重脱臼）という．
4. 直達性脱臼は外力が直接関節部に作用して発生したもので，外力の作用した部位の反対側の関節包が破れて骨頭が脱転する．

【解答】4

重要ポイント

(3) 脱　臼

脱臼部と創部との交通の有無による分類

> 閉鎖性脱臼．開放性脱臼．

- 閉鎖性脱臼：皮下脱臼のことで，関節腔と創部との交通がないもの．
- 開放性脱臼：関節腔が創部と交通しているもの．

外力の働いた部位による分類

> 直達性脱臼．介達性脱臼．

- 直達性脱臼：外力が直接関節部に作用して発生したもの．外力の作用した部位の反対側の関節包が破れて骨頭が逸脱する．
- 介達性脱臼：関節部とは別の部位に作用した外力が，関節部に誘導されて発生したもの．関節窩縁や靱帯などが支点となり，骨頭が槓桿作用によって逸脱する．

脱臼の時期による分類

> 先天性脱臼（発育性股関節脱臼）．後天性脱臼．

- 先天性脱臼：出生前および出生時に脱臼したもの（例：発育性股関節脱臼）．
- 後天性脱臼：出生後の外傷や疾病などを原因として脱臼したもの．

脱臼の経過による分類

> 新鮮脱臼．陳旧性脱臼．

- 新鮮脱臼：脱臼してから数日以内のもの．
- 陳旧性脱臼：一般的に脱臼してから数週間以上を経過したもので，徒手整復は不能である．

　　脱臼時に見逃され後日発見される例
- モンテギア（Monteggia）脱臼骨折後の橈骨頭脱臼，月状骨掌側脱臼，肩関節後方脱臼など

脱臼の頻度と機序による分類

> 反復性脱臼（肩関節，顎関節，膝蓋骨）．習慣性脱臼．随意性脱臼．

- 反復性脱臼：外傷性脱臼に続発し，比較的軽度の外力によって繰り返し脱臼するようになった状態．
  - 原因：固定期間の不足，脱臼を阻止する骨突起の骨折，筋や靱帯付着部の裂離骨折など
  - 好発：肩関節，顎関節，膝蓋大腿関節（膝蓋骨脱臼）
- 習慣性脱臼：明らかな外傷の既往がなく，軽微な外力や不随意的な筋作用によって脱臼するもの．
  - 原因：骨や軟骨の発育障害，関節支持組織の弛緩など
  - 好発：顎関節，膝蓋大腿関節（膝蓋骨脱臼）
- 随意性脱臼：本人の意思で自家筋力により自ら脱臼を起こし，また整復することができるもの．
  - 好発：母指の中手指節関節

(3) 脱　臼

ポイント● 症　状

予想問題 2-19 □□□

脱臼の症状で誤っているのはどれか．

1. 脱臼時の自発痛は整復されると即座に軽減する．
2. 脱臼関節やその周辺部に圧痛を認める．
3. 脱臼関節以外の関節運動によっても患部に疼痛を認める．
4. 脱臼関節全体の腫脹は骨折時よりも早急に出現する．

1. 脱臼関節で認められる圧迫感のある持続性疼痛のことを脱臼痛といい，整復されると即座に軽減する．
2. 脱臼関節やその周辺部では圧痛を認めるが，骨折時ほど限局的ではない．
3. 脱臼関節における疼痛は患部の自動運動だけでなく，患部以外の関節運動や他動なども原因となる．
4. 脱臼関節周囲の軟部組織の損傷により患部やその周辺に腫脹が認められるが，その出現は骨折時よりも緩徐である．

【解答】4

予想問題 2-20 □□□

脱臼と判断できる症状はどれか．

1. 関節部に持続的な疼痛を感じる．
2. 関節周辺部に皮下出血斑がみられる．
3. 関節の自動運動が不能となっている．
4. 他動的に関節を動かすと運動軸が変位している．

1. 関節部に感じる持続的な疼痛は脱臼していれば脱臼痛といえるが，疼痛を感じているだけであれば一般外傷症状である．
2. 関節周辺部の腫脹（関節血腫）や皮下出血斑も一般外傷症状である．
3. 関節の可動域が制限され自動運動が不能となっている機能障害も一般外傷症状である．
4. 他動的に関節を動かした際に運動軸が骨頭の転位方向に変位している状態は脱臼の固有症状である（関節軸の変化）．

【解答】4

予想問題 2-21 □□□

脱臼の固有症状としての関節部の変形で誤っているのはどれか．

1. 関節腔の空虚
2. 関節血腫の形成
3. 骨頭の位置異常
4. 脱臼肢の長さの変化

脱臼の固有症状としての関節部の変形には，関節軸の変化，脱臼関節自体の変形，脱臼肢の長さの変化，関節腔の空虚，骨頭の位置異常がある．関節血腫の形成は関節部の腫脹に該当するため，一般外傷症状である．

【解答】2

予想問題 2-22 □□□

弾発性固定で正しいのはどれか．

1. 関節が一定の角度で固定される．
2. 自動運動ではある程度の運動が可能である．
3. 他動的に力を加えると異常可動性を感じる．
4. 加えた力を緩めるとその位置で固定される．

1. 4. 弾発性固定とは，一定の肢位に固定された脱臼肢に対して他動的に力を加えると弾力性の抵抗を感じ，ある程度の運動は可能であるが，力を緩めると再び元の肢位に戻ることをいう．
2. 自動運動は通常不能である．
3. 異常可動性とは骨折の固有症状の一つである．

【解答】1

> 重要ポイント

(3) 脱　臼

症　状

> 疼痛（脱臼痛，限局性圧痛，運動痛，介達痛），腫脹（関節血腫），機能障害，弾発性固定，関節部の変形（関節軸の変化，脱臼関節自体の変形，脱臼肢の長さの変化，関節腔の空虚，骨頭の位置異常）．

①一般外傷症状
- 疼痛
  ・自発痛（脱臼痛）：圧迫感のある持続性疼痛で，整復されると即座に軽減する．
  ・圧痛（限局性圧痛）：脱臼関節およびその周辺部にみられる（骨折ほど限局的でない）．
  ・運動痛および介達痛：脱臼関節の自動運動または脱臼関節以外の運動や体動が原因となる．
- 腫脹および関節血腫
  ・脱臼部およびその周囲の腫脹：脱臼関節周囲の軟部組織の損傷によるもので，骨折時よりも緩徐に出現する．
  ・関節血腫：関節構成組織からの出血により空虚になった関節腔に血腫が形成される．出血が皮下へと達すると皮下出血斑を生じる．
- 機能障害
  ・脱臼した関節の可動域は著しく制限され，自動運動は不能となる．

②脱臼の固有症状：脱臼時に特有の症状で，この症状がみられれば脱臼と断定できるもの（脱臼があれば必ずみられるわけではない）．
- 弾発性固定（弾発性抵抗）
  ・一定の肢位に固定された脱臼肢に対して他動的に力を加えると弾力性の抵抗を感じ，ある程度の運動は可能であるが，力を緩めると再び元の肢位に戻ること．
- 関節部の変形
  ・関節軸の変化：骨頭の転位方向に変位する．
  ・脱臼関節自体の変形：各脱臼に応じた特有の変形を生じる．
  ・脱臼肢の長さの変化：脱臼肢の延長または短縮がみられる．
  ・関節腔の空虚：骨頭の逸脱により関節腔は空虚となり陥凹を触れる．
  ・骨頭の位置異常：逸脱した部位で骨頭が触知できる．

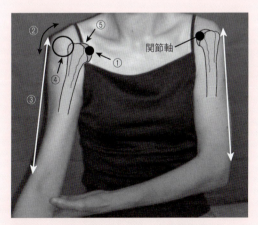

図Ⅳ-2-3　脱臼関節部の変形（右肩関節脱臼）
①関節軸の変化，②脱臼関節自体の変形
③脱臼肢の長さの変化，④関節腔の空虚
⑤骨頭の位置異常

(3) 脱　臼

ポイント● 合併症

予想問題 2-23　☐☐☐

脱臼の合併症で正しいのはどれか.

1. 近接部の脱臼骨折では原則として骨折から先に整復する.
2. 末梢神経の損傷は一過性神経伝導障害（neurapraxia）が多い.
3. 陳旧性脱臼では骨頭部に仮性関節窩が生じる.
4. 損傷した関節包の瘢痕化は麻痺性脱臼の原因となる.

1. 近接部に骨折を合併した脱臼では，原則として先に脱臼を整復する．その理由は，骨折を先に整復しても脱臼の整復時に骨折部が再転位してしまうからである．
2. 脱臼した骨頭が周辺の末梢神経を圧迫して生じる神経麻痺は，一過性神経伝導障害（neurapraxia）であることが多いため，脱臼の整復により骨頭の圧迫を取り除くとその症状は改善する．
3. 脱臼状態を放置していた陳旧性脱臼では，骨頭の周辺には関節包状の結合組織が発生し，相対する骨面には仮性関節窩が生じる．
4. 脱臼の整復後に，損傷した関節包の瘢痕化が原因で発生する関節機能障害は関節拘縮である．瘢痕化した関節包は柔軟性が低下し固くなるため，それによって麻痺性脱臼が起きることはない．

【解答】2

予想問題 2-24　

脱臼と合併する神経損傷で正しい組合せはどれか.

1. 肩関節前方脱臼 ── 腋窩神経損傷
2. 肘関節後方脱臼 ── 筋皮神経損傷
3. 股関節後方脱臼 ── 大腿神経損傷
4. 膝蓋骨外側脱臼 ── 脛骨神経損傷

1. 肩関節前方脱臼では腋窩神経，筋皮神経の損傷が生じる．
2. 肘関節後方脱臼では肘関節部を通過する3つの末梢神経（橈骨神経，正中神経，尺骨神経）すべてで損傷を合併する可能性がある．
3. 股関節脱臼では後方脱臼で坐骨神経，前方脱臼で大腿神経の損傷が生じる．
4. 膝関節前方脱臼では脛骨神経損傷を合併することがあるが，膝蓋骨脱臼では起こらない．

【解答】1

予想問題 2-25　

脱臼の合併症と好発する関節で誤っている組合せはどれか.

1. 大結節骨折 ──── 肩鎖関節上方脱臼
2. 気管損傷 ──── 胸鎖関節後方脱臼
3. 関節唇損傷 ──── 肩関節前方脱臼
4. 関節軟骨損傷 ── 膝蓋骨外側脱臼

1. 大結節骨折は肩関節前方脱臼に合併することが多い．
2. 胸鎖関節後方脱臼では胸郭上口を通過する気管や食道の損傷を合併する危険性がある．
3. 肩関節前方脱臼では関節窩前下縁の関節唇損傷を合併することが多く，バンカート（Bankart）損傷と呼ばれている．
4. 膝蓋骨外側脱臼では脱臼時に膝蓋骨と大腿骨外側顆との関節面に剪断力や圧迫力が働き，膝蓋骨側の関節軟骨が薄い軟骨下骨組織を伴って剥離する骨軟骨骨折が発生することがある．

【解答】1

重要ポイント

(3) 脱　臼

合併症

> 脱臼骨折，血管損傷，神経損傷，関節包損傷，靱帯損傷，関節軟骨損傷，関節唇損傷．

- 骨折
  - 脱臼骨折：脱臼に骨折を合併したもので，徒手整復が困難な場合が多い．
  - 原則として近接部の脱臼骨折では脱臼から先に整復する（骨折を先に整復すると，脱臼整復時に骨折部が再転位するため）．

表Ⅳ-2-4　脱臼に合併する代表的な骨折

脱　臼	合併する骨折
肩関節脱臼	大結節骨折，烏口突起骨折，上腕骨外科頸骨折，肩峰骨折など
肘関節脱臼	尺骨鉤状突起骨折，上腕骨内側上顆骨折，肘頭骨折など
股関節脱臼	寛骨臼骨折，大腿骨頭骨折，大腿骨頸部骨折など
距腿関節脱臼	果部骨折

- 血管および神経の損傷
  - 脱臼した骨頭により圧迫あるいは牽引されて循環障害や神経麻痺が生じる．

表Ⅳ-2-5　脱臼に合併する代表的な血管および神経損傷

脱　臼	損傷血管	損傷神経
肩関節脱臼（前方）	腋窩動脈	腋窩神経，筋皮神経
肘関節脱臼（後方）	―	橈骨神経，正中神経，尺骨神経
股関節脱臼（前方）	大腿動脈	大腿神経
（後方）	―	坐骨神経
膝関節脱臼（前方）	膝窩動脈	脛骨神経

- 軟部組織の損傷
  - 開放性脱臼：細菌感染の危険性を伴う．
  - 関節包損傷：外傷性脱臼では必発する（顎関節脱臼，股関節中心性脱臼を除く）．
  - 靱帯損傷：多発する．
  - その他：筋，関節軟骨（膝蓋骨脱臼による骨軟骨骨折），関節唇（肩関節脱臼によるバンカート損傷）など
- 内臓器の損傷
  - 胸鎖関節脱臼（後方）：気管や食道の損傷
  - 股関節中心性脱臼：骨盤内臓器の損傷

脱臼の経過と予後

> 関節拘縮，陳旧性脱臼（仮性関節窩）．

- 関節機能障害
  - 関節拘縮：関節固定による関節包や靱帯の短縮，損傷関節包の瘢痕化などが原因で起こる．
- 陳旧性脱臼
  - 放置された脱臼では骨頭の周囲に関節包状結合組織が発生し，相対する骨面には仮性関節窩が生じる．

3 筋・腱の損傷

(1) 筋損傷

ポイント● 筋損傷の分類

予想問題 3-1 □□□

筋損傷で正しいのはどれか．

1. 鈍的な直達外力では，筋腱移行部に好発する．
2. 急激な筋収縮などの介達外力では，筋の深層部に好発する．
3. 大腿部や下腿部の肉ばなれは遠心性収縮による受傷が多い．
4. 鈍的外力により発生する筋打撲が大部分を占める．

1. 鈍的な直達外力による損傷では，肉ばなれよりも疼痛や腫脹の程度が強く，筋の深層部に発生することが多い．
2．3．介達外力による発生は筋が伸張される際の急激な筋収縮（遠心性収縮）が原因となる．大腿部や下腿部に好発し，筋の浅層，筋腹，筋腱移行部に好発する．
4. 筋損傷は一般的に介達外力により発生する肉ばなれや筋断裂が多いとされる．

【解答】3

予想問題 3-2 □□□

筋損傷の程度による分類で誤っているのはどれか．

1. 第0度では筋線維の断裂が認められない．
2. 第Ⅰ度では自動運動時の不快感や違和感を訴える．
3. 第Ⅱ度では筋収縮が不能なこともある．
4. 第Ⅲ度では断裂端に腫瘤が形成される．

1．2．第Ⅰ度では筋線維の断裂がなく，主に筋間損傷である．自動または他動運動により損傷部に不快感，違和感，疼痛を訴える．
3. 第Ⅱ度は筋が部分断裂した状態をさす．筋収縮による疼痛は著明で，収縮不能な場合もある．
4. 第Ⅲ度は筋が完全断裂した状態をさす．断裂端が縮み腫瘤が形成され，損傷部に陥凹が触知できる．

【解答】1

ポイント● 筋損傷の合併症

予想問題 3-3 □□□

筋損傷の合併症でないのはどれか．

1. 外傷性骨化性筋炎
2. 脂肪塞栓症候群
3. コンパートメント症候群
4. クラッシュシンドローム

筋損傷による出血（血腫）を引き起こす合併症には，コンパートメント症候群（区画症候群），クラッシュシンドローム（挫滅症候群），外傷性骨化性筋炎（異所性骨化）などがある．脂肪塞栓症候群は骨折部から流出した骨髄脂肪滴が血管内に入り塞栓症を起こすもので，骨折の続発症の一つである．

【解答】2

重要ポイント

（1）筋損傷

筋損傷の分類

> 直達外力（鈍的外力），介達外力（遠心性収縮），肉ばなれ，筋断裂，ハムストリングス，腓腹筋．

◎筋損傷の程度による分類

表Ⅳ-3-1　各損傷の程度

分　類	損傷の程度
第Ⅰ度	● 筋線維の断裂はなく，主として筋間損傷（筋線維束間の結合組織の損傷のこと）． ● 自動または他動運動で損傷部に不快感，違和感，疼痛を感じる． ● MRI検査では出血では出血所見のみが認められる．
第Ⅱ度	● 筋の部分断裂損傷（一般的に肉ばなれという）． ● 圧痛と腫脹がみられ，筋収縮による疼痛は著明である． ● MRI検査では筋腱移行部（とくに腱膜）に損傷が認められる．
第Ⅲ度	● 筋の完全断裂損傷（一般的に筋断裂という）． ● 断裂端が縮み腫瘤が形成される． ● 損傷部に陥凹が触知でき，皮下出血斑がみられることもある． ● 筋収縮はみられない． ● MRI検査では筋腱付着部に損傷（断裂も含む）が認められる．

◎外力の働いた部位による分類

- 直達外力による損傷（筋打撲）
  - 打撲，衝撃，墜落などの鈍的外力により発生する．
  - 損傷の程度は加わった外力によりさまざまであるが，肉ばなれよりも疼痛や腫脹の程度が強く，筋の深層に損傷を生じることが多い．
- 介達外力による損傷（肉ばなれ，筋断裂）
  - 損傷部に直接外力は加わらないが，筋が伸張される際の急激な筋収縮（遠心性収縮）により発生する．
  - 大腿部（ハムストリングス）や下腿部（腓腹筋）に好発し，筋の浅層，筋腹，筋腱移行部に多い．

筋損傷の治癒機序

- 損傷部に対しタンパク質分解酵素（プロテアーゼ）の活性化＋マクロファージの貪食作用
  - →筋衛星細胞（サテライト細胞）の活性化と分化
  - →筋管細胞（マイオチューブ）の形成
  - →筋線維の再生（中心核線維）

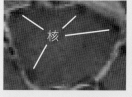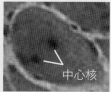

図Ⅳ-3-1　再生筋線維（ラットヒラメ筋の横断面，HE染色）

骨格筋線維は多核細胞で正常では細胞の辺縁部に核が存在している（左）．再生中の筋線維は核が細胞の中心部に位置していて中心核線維と呼ばれる（右）．

筋損傷の合併症

> コンパートメント症候群，クラッシュシンドローム（ミオグロビン），外傷性骨化性筋炎，瘢痕組織（再発）．

- コンパートメント症候群（区画症候群）
  - 下腿部での打撲による血腫が原因で発生するものが多い（前脛骨筋症候群）．
- クラッシュシンドローム（挫滅症候群）
  - 広範な筋損傷によって大量のミオグロビンなどが放出されると，それが原因で急性腎不全を発症する．
- 外傷性骨化性筋炎
  - 筋内の血腫が原因となって骨化が発生する．この場合，筋の機能性や関節の運動性が障害されることがある．
- 瘢痕組織による治癒
  - 筋内の血腫が瘢痕化すると筋内に弾力性の異なる部分ができ，筋損傷を再発する可能性が高くなる．

(2) 腱損傷

ポイント● 腱損傷の分類と予後

予想問題 3-4 □□□

腱損傷の程度による分類で誤っている組合せはどれか．

1. 第Ⅰ度 ── 腱実質や腱鞘などの炎症
2. 第Ⅱ度 ── 腱実質の部分断裂損傷
3. 第Ⅲ度 ── 損傷部の陥凹触知
4. 第Ⅲ度 ── 腱実質の肥厚による関節運動障害

1, 4. 第Ⅰ度は腱線維の断裂が認められないもので，腱実質や腱鞘などの軽度な損傷（炎症）をいう．また，ばね指のように靱帯性腱鞘や腱実質の肥厚により関節運動に障害を呈する場合もある．
2. 第Ⅱ度は腱実質の部分断裂損傷で，関節運動による疼痛を訴え，腫脹，圧痛，血腫形成もみられる．
3. 第Ⅲ度は腱実質の完全断裂損傷で，損傷部に陥凹と圧痛を認め，関節運動の不能または筋力低下を引き起こす．

【解答】4

予想問題 3-5 □□□

腱の損傷部位による分類と損傷例で正しい組合せはどれか．

1. 腱実質部での損傷 ──── アキレス腱周囲炎
2. 骨との摩擦による損傷 ── 腱板損傷
3. 腱付着部での損傷 ──── 上腕二頭筋長頭腱炎
4. 腱の走行異常 ──────── 腱性マレットフィンガー

1. 腱実質部での損傷にはアキレス腱断裂，上腕二頭筋長頭腱断裂などがある．
2. 骨との摩擦による損傷には腱板損傷（棘上筋腱と肩峰の摩擦），上腕二頭筋長頭腱炎（上腕二頭筋長頭腱と結節間溝の摩擦）などがある．
3. 腱付着部での損傷には手指終止腱付着部での損傷（腱性マレットフィンガー）などがある．
4. 腱の走行異常を来たす損傷には腓骨筋腱脱臼などがある．

【解答】2

予想問題 3-6 □□□

腱損傷で正しいのはどれか．

1. 介達外力による損傷では，腱実質に加えて腱鞘や滑液包の損傷も合併することが多い．
2. 可動域を超えて腱が伸張されると骨との摩擦による機械的損傷が発生する．
3. 正常な可動域内での反復運動により腱実質や付着部での裂離損傷が発生する．
4. アキレス腱は血行が良好なため，他の腱に比べて修復力が高い．

1. 腱実質に加えて腱鞘や滑液包の損傷の合併は直達外力による損傷で起こりやすい．
2. 可動域を超えて腱が伸張された場合は腱実質や付着部での裂離損傷が発生しやすい．
3. 正常な可動域内での反復運動は腱と骨との摩擦による機械的損傷を発生させる．
4. アキレス腱では周囲の結合組織（パラテノン）から直接血行が得られるため，他の腱に比べて血行が良好で修復力も高い．

【解答】4

重要ポイント

(2) 腱損傷

腱損傷の分類と予後

> 腱板損傷（棘上筋腱）．

◎腱損傷の程度による分類

表IV-3-2　各損傷の程度

分類	損傷の程度
第Ⅰ度	● 腱線維の断裂が認められないもの． ● 腱実質，腱鞘，屈筋・伸筋支帯，滑液包などの軽度な損傷（炎症）をいう． ● 一定の動作や負荷で疼痛を訴え，腫脹や圧痛も確認できる． ● 靱帯性腱鞘や腱実質の肥厚により関節運動に障害を呈することがある（ばね指など）．
第Ⅱ度	● 腱実質の部分断裂損傷． ● 関節運動や負荷により疼痛を訴え，腫脹，圧痛，血腫形成がみられる． ● 損傷部位に陥凹が触知できることもある．
第Ⅲ度	● 腱実質の完全断裂損傷． ● 損傷部の陥凹と圧痛が著明で，関節運動の不能または筋力低下を引き起こす． ● 早期から腫脹と皮下出血斑が出現する．

◎損傷部位による分類

表IV-3-3　各損傷の例

損傷部位	損傷例
腱実質部での損傷	アキレス腱断裂，上腕二頭筋長頭腱断裂など
骨との摩擦が頻繁な部での損傷	腱板損傷（棘上筋腱と肩峰），上腕二頭筋長頭腱炎（上腕二頭筋長頭腱と結節間溝） ド・ケルバン（de Quervain）病（長母指外転筋・短母指伸筋腱と橈骨茎状突起）など
腱移動の大きな部での損傷（靱帯性腱鞘との摩擦）	ばね指など
腱付着部での損傷	手指終止腱付着部（腱性マレットフィンガー），足底腱膜付着部（足底腱膜炎） アキレス腱付着部（アキレス腱炎・アキレス腱周囲炎） 膝蓋腱付着部（オスグッド-シュラッター（Osgood-Schlatter）病，ジャンパー膝）など
腱の走行位置に異常を起こす損傷（腱脱臼）	腓骨筋腱脱臼，手指伸筋腱脱臼など

◎外力の働いた部位による分類

- 直達外力による損傷
  ・打撲などの鈍的外力が直接腱に作用し発生したもので，腱実質はもとより周囲の腱鞘や滑液包などの損傷を合併することが多い．
- 介達外力による損傷
  ・非生理的な可動域の運動により腱が伸張され，腱実質あるいは腱付着部で裂離損傷が発生する．
  ・生理的な可動域内での反復する運動によって，腱が骨や支帯などとの間で機械的損傷を発生する．

◎腱損傷の予後

・一般的に滑膜性腱鞘で覆われた腱は血行に乏しく修復の進行が遅いとされる．それに対し，アキレス腱では周囲の結合組織（パラテノン）から直接血行が得られるため，ほかの腱に比べて修復力が高い．

4 末梢神経の損傷

（1）末梢神経損傷

ポイント● 分　類

予想問題 4-1　□□□

末梢神経損傷の程度による分類で正しい組合せはどれか．

1. ニューラプラキシア（neurapraxia）──軸索断裂
2. アクソノトメシス（axonotmesis）──神経断裂
3. ニューロトメシス（neurotmesis）──一過性伝導障害
4. ウォーラー（Waller）変性──髄鞘変性

セドン（Seddon）の分類では末梢神経損傷を「ニューラプラキシア＝一過性伝導障害」「アクソノトメシス＝軸索断裂」「ニューロトメシス＝神経断裂」の3つに分類している．ウォーラー変性とは末梢神経の損傷部より遠位の軸索や髄鞘が変性に陥ることで，ニューラプラキシアでは起こらない．

【解答】4

予想問題 4-2　□□□

サンダーランド（Sunderland）の分類で正しい組合せはどれか．

1. 1度──ウォーラー（Waller）変性がみられる．
2. 2度──神経再生に伴うチネル（Tinel）徴候を認める．
3. 3度──軸索の連続性は保たれている．
4. 4度──神経幹は完全に断裂している．

1. 1度では軸索の連続性は保たれており，ウォーラー変性もみられない．
2. 2度では軸索が断裂しているため末梢部はウォーラー変性に陥るが，神経再生に伴い機能は回復する．また，神経再生部位に一致してチネル徴候を認める．
3. 3度では軸索の断裂に加えて神経内膜の損傷を伴う．
4. 4度では神経周膜の損傷を伴うが神経上膜は残っているため神経幹の連続性は保たれている．神経上膜まで損傷し神経幹が完全に断裂するのは5度の損傷である．

【解答】2

予想問題 4-3　□□□

チネル（Tinel）徴候で正しいのはどれか．

1. ニューラプラキシア（neurapraxia）で特徴的にみられる．
2. 神経の再生部位を叩打するとそこから支配領域に向かってシビレ感が生じる．
3. 神経の再生に伴って遠位に移動する．
4. 末梢神経の絞扼障害でも認められる．

1. アクソノトメシス（軸索断裂）に特徴的な所見である．
2. 神経の再生部位を叩打すると支配領域においてシビレ感（蟻走感）が生じる現象をいう．
3. 神経の再生が近位から遠位に向かって進むのに伴い，チネル徴候も移動する．
4. 末梢神経の絞扼部位を叩打するとそこから支配領域に向かって放散する疼痛が生じるが，これはチネル様徴候といい，本来はチネル徴候と区別すべきものである．

【解答】3

重要ポイント

（1）末梢神経損傷

分類

> セドンの分類（ニューラプラキシア，アクソノトメシス，ニューロトメシス）．サンダーランドの分類．ウォーラー変性（末梢神経）．チネル徴候（神経再生）．

◎程度による分類

表Ⅳ-4-1　セドン（Seddon）の分類とサンダーランド（Sunderland）の分類（図Ⅳ-4-1）の対比

セドンの分類	程度	サンダーランドの分類
ニューラプラキシア（neurapraxia）	1度	● 一過性神経伝導障害 ● 軸索の連続性は保たれる． ● ウォーラー変性は起こらない．
アクソノトメシス（axonotmesis）	2度	● 軸索断裂＋髄鞘の損傷 ● 損傷部位より末梢はウォーラー変性に陥る（2度～5度）． ● 神経再生に伴い機能は回復する． ● 神経再生部位に一致してチネル徴候を認める．
	3度	● 2度損傷＋神経内膜の損傷 ● 過誤支配（本来とは異なる器官に再生軸索が至ること）を生じることがある． ● 機能回復には時間を要する．
	4度	● 3度損傷＋神経周膜の損傷 ● 再生軸索が前進せずに仮性神経腫を形成する． ● チネル徴候は遠位に進行せず停止する． ● 外科的治療が必要となる．
ニューロトメシス（neurotmesis）	5度	● 神経断裂（神経上膜までの損傷＝神経幹の完全断裂） ● 外科的治療が必要となる．

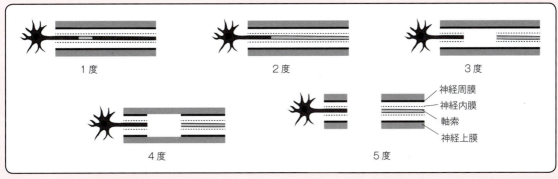

図Ⅳ-4-1　末梢神経損傷の程度による分類（サンダーランドの分類）

ウォーラー（Waller）変性
・末梢神経の損傷部より遠位の軸索や髄鞘が変性に陥り，最終的には破壊され消失してしまうこと．

チネル（Tinel）徴候
・感覚神経の再生時，その前進している先端では軸索がむき出しとなった無髄の部分が生じるため，そこを軽く叩打するとその神経支配領域にシビレ感（蟻走感）が出現すること．この部位は神経再生に伴い遠位へと移動する．

(1) 末梢神経損傷

ポイント ● 症　状

予想問題 4-4 □□□

末梢神経損傷の症状として誤っているのはどれか．

1. 弛緩性麻痺
2. 腱反射の亢進
3. 筋力低下
4. 感覚消失

1〜3．運動神経が障害されるとその支配筋において弛緩性麻痺，腱反射の減弱（消失），筋力低下が生じる．
4．完全断裂では感覚消失，絞扼障害では感覚鈍麻といった感覚神経の障害が生じる．

【解答】2

予想問題 4-5 □□□

自律神経障害の症状として誤っているのはどれか．

1. 発汗障害
2. 末梢血管抵抗の増大
3. 皮膚温の上昇
4. 皮膚障害

1．発汗は交感神経により調節されているため，交感神経の障害では発汗の異常がみられる．
2．3．交感神経は末梢血管の平滑筋の働きにも作用している．交感神経が障害されると末梢の血管は拡張され（血管抵抗の減少）血流量が増大するため，皮膚は紅潮し皮膚温も上昇する．
4．自律神経障害により皮膚は乾燥し萎縮する．また，爪も同様に萎縮する．

【解答】2

ポイント ● 治癒機序

予想問題 4-6 □□□

末梢神経損傷の治癒機序で誤っているのはどれか．

1. 一過性の神経伝導障害では神経麻痺は完全に回復する．
2. 神経内膜の連続性が保たれた軸索断裂は機能回復が見込める．
3. 髄鞘が損傷した軸索断裂では過誤支配を生じることがある．
4. 神経幹の完全断裂では自然治癒は期待できない．

1．一過性の神経伝導障害（ニューラプラキシア）では神経の再生を必要としないため，最終的に機能は完全に回復する．
2．3．軸索断裂（アクソノトメシス）では神経内膜の連続性が保たれている場合，再生軸索は神経内膜に沿って本来の末梢器官に到達する．神経内膜が損傷されていると，再生軸索を正しく導くことができず異なる器官に到達する過誤支配を生じることがある．
4．神経幹の完全断裂（ニューロトメシス）では自然治癒は期待できないため，外科的治療が必要となる．

【解答】3

重要ポイント

（1）末梢神経損傷

症状

> 運動神経障害（筋力低下），感覚神経障害（感覚消失），自律神経障害（発汗障害）．

- 運動神経障害
  - 損傷部の遠位の支配筋に弛緩性麻痺，腱反射の減弱（消失），筋力低下が生じる．
- 感覚神経障害
  - 損傷した神経の支配する皮膚領域に発生するが，重複支配のためその症状は比較的小範囲である．完全断裂では感覚消失，絞扼性神経障害では感覚鈍麻の症状を呈する．とくに，重複支配の少ない痛覚に関して固有知覚領域の検査が重要である．
- 自律神経障害
  - 発汗障害：交感神経の障害で異常がみられる．
  - 血管運動障害：急性期では交感神経の障害により血管が拡張され血流が増大して皮膚の紅潮と皮膚温の上昇がみられる（慢性化すると皮膚は蒼白となり皮膚温も低下する）．
  - 皮膚障害：皮膚は薄く光沢をおび，萎縮し，カサカサとなる．爪も萎縮し割れやすくなる．

治癒機序

> アクソノトメシス（再生速度 1〜1.5mm／日）．

- ニューラプラキシア（neurapraxia）
  - 軸索の連続性が保たれているため神経の再生を必要としない．麻痺は一過性で最終的に機能は完全に回復する．
- アクソノトメシス（axonotmesis）
  - 神経内膜の連続性が保たれているため，損傷部近位からの再生軸索は内在性のガイドラインに沿って本来の末梢器官へと至る．一般的に末梢神経の再生速度は1日1〜1.5 mmとされる．
- ニューロトメシス（neurotmesis）
  - 神経内膜を含めたその周囲の結合組織が損傷されると，再生軸索を導く構造物がないため本来の末梢器官とは異なる器官へと至る過誤支配を生じたり，再生軸索が前進せずに損傷部に仮性神経腫を形成したりする．自然治癒は期待できないため，外科的治療が必要となる．

5 診察，治療法

(1) 診　察

ポイント● 手　順

予想問題 5-1 □□□

次のうち現病歴に含まれないのはどれか．

1. 発生機序
2. 自覚症状
3. 治療歴
4. 症状部位

1，3，4．現病歴とは現在の主訴がいつ，どのようにして始まり，どのような経過をたどって現在に至ったのかに関する内容のことで，発症の日時，発生機序，症状の部位・性質・程度・推移，治療歴などが該当する．
2．自覚症状は患者自身が感じている何らかの身体の異常のことで，主訴に含まれる．

【解答】2

ポイント● 時期による分類

予想問題 5-2 □□□

初期評価として誤っているのはどれか．

1. 業務範囲であると判断した．
2. 治療プログラムを設定した．
3. 専門医への対診を依頼した．
4. 症状固定であると判断した．

1〜3．初期評価には柔道整復の業務範囲であるかの判断，治療方針の決定，治療プログラムの設定，専門医への対診依頼などが含まれる．
4．症状固定とは治癒に至らず回復の限界に達した状態をいい，通常最終段階での評価で判断される．

【解答】4

予想問題 5-3 □□□

診察で正しいのはどれか．

1. 最初に設定する治療プログラムは中間評価までの治療計画とする．
2. 初期に作成したクリティカルパスは原則として治癒に至るまで変更しない．
3. 最終的な治癒の判断は医師の同意が必要である．
4. 再発予防に関して指導を行うことも最終評価に含まれる．

1．最初に設定する治療プログラムは治癒に至るまでの計画とする．
2．初期に作成したクリティカルパスは中間評価の段階で必要に応じて修正しながら進めていく．
3．骨折や脱臼は施術に当たり医師の同意が必要であるが（応急手当ては除く），治癒の判断については必ずしも医師の同意が必要であるわけではない．
4．転帰後の損傷予防や健康増進といった患者の自己管理も最終評価に含まれる．

【解答】4

(1) 診 察

ポイント● 施術録

予想問題 5-4 □□□

施術録で正しいのはどれか.

1. 柔道整復師法で記載が義務付けられている.
2. 医師の診療録と同様に保存期間は5年間である.
3. 患者に施術内容を開示する際に必要となる.
4. 臨床研究資料としての利用は認められていない.

1, 2. 柔道整復師には施術録の記載および保管の義務は法的に規定されていない.
3. 患者から施術内容や施術療養費支給申請書（いわゆるレセプト）に関して開示を求められた場合は速やかに対応しなければならない. その際に説明する資料として施術録が必要となる.
4. 臨床研究資料としての利用は可能であるが, 患者のプライバシーに関しては最大限の配慮が必要である.

【解答】3

予想問題 5-5 □□□

施術録を記載する際のルールとして正しいのはどれか.

1. 施術内容が前回と同じ場合は記載を省略してもよい.
2. 書き間違った場合は修正液等で完全に消去した上から書き直す.
3. 後日に追加の記載ができるよう, 所々に空欄を残しておく.
4. 複数人で施術を行った場合は全員の署名が必要である.

1. 施術内容がたとえ前回と同じ場合でも, 施術を行った日については不足なく記載しておく.
2. 書き間違った場合は二重線などで判読可能なように消してから, その後に改めて書き直す.
3. 施術者以外が許可なく書き加えられるような空白のスペースをむやみに残さないよう注意する.
4. 代表者が記録した場合でも施術に関わった全員が記載内容を確認した上, 各自で署名しておく.

【解答】4

予想問題 5-6 □□□

施術録に記載する内容で誤っているのはどれか.

1. 患者のプライバシーに関わる内容でも治療上必要な情報は記載しておく.
2. 初診時に設定した治療プログラムは別紙に記載し, 施術録に添付してもよい.
3. 施術に対し医師の同意を得た旨は記載しておく.
4. 陰性所見であった検査内容については記載しなくてもよい.

1. 治療を行うに当たり必要な患者のプライバシーについては施術録に記載しておく.
2. 治療プログラムは施術録に直接書き込まなくても, 別紙に記載し添付してもよい.
3. 医科への対診依頼を行った場合や医師の同意を得た場合にはその旨を必ず記載しておく.
4. 検査の結果がたとえ陰性であったとしてもその内容に関して記載しておく必要がある. 施術録に記載されていないことは行っていないことと同じである.

【解答】4

重要ポイント

(1) 診察

手順

問診（主訴，現病歴，既往歴，家族歴，社会歴），視診，触診．

- 問診
  - 主訴：患者自身が感じている何らかの身体の異常（自覚症状）のうち主要なもの
  - 現病歴：発症の日時，発生機序（受傷機転），症状の部位・性質・程度・持続時間
    随伴症状（主訴以外に伴う症状），現在までの経過（症状の推移，治療歴など）
  - 既往歴：既往の疾病，嗜好品（喫煙，飲酒，偏食傾向など），常用薬品（種類，期間，容量など）
    女性特有の情報（結婚歴，妊娠・出産歴，月経異常など）
  - 家族歴：家族や親族の健康状態のこと
  - 社会歴：職業，住居，家庭状況（家族構成），趣味などのこと
- 視診：体型や姿勢，顔貌，歩容，局所の腫脹や変形など
- 触診：脈拍，皮膚温，骨や関節の性状，圧痛など
- その他の評価：測定評価（上肢長や下肢長など），動的評価〔関節可動域（ROM），徒手筋力検査法（MMT）など〕，神経学的評価（深部腱反射，チネル徴候など），徒手検査法

時期による分類

初期評価（業務範囲，治療方針，治療プログラム，クリティカルパス），中間評価，最終評価（症状固定，自己管理）．

- 初期評価
  - 初診時の観察評価を詳細に把握したうえで，柔道整復の業務範囲内であるかどうかを判断する．そして，治療方針を決定し，治癒に至るまでの治療プログラムを設定する．この時期は事前にまとめておいた標準的な治療プログラムを基にクリティカルパス（診断スケジュール表）を患者に示しながら説明することも必要である．また，主訴の原因が明確でない場合は，専門医の診断を伺うこともこの評価に含まれる．
- 中間評価
  - 初期評価での治療方針が的確であるか，治療手段に変更の必要がないか，回復過程が順調であるかの評価を行う．回復過程に問題がある場合や新たな症状が出現した場合などは治療方針を修正しながら，定期的に評価を繰り返すよう心掛ける．
- 最終評価
  - 治癒に到達できているか，治療の継続が必要かなどの評価を行う．治癒に至っていない場合では，回復の限界（症状固定）に達したかどうかの判断が必要である．最終段階での評価には，転帰後の患者の自己管理（損傷予防や健康増進）を助言し，指導実践させる内容も含まれる．

施術録

記載と保存の義務．施術日．医師の同意．

- 施術録の必要性

医師法第24条
医師は，診療をしたときは，遅滞なく診療に関する事項を診療録に記載しなければならない．
2 前項の診療録であって，病院又は診療所に勤務する医師のした診療に関するものは，その病院又は診療所の管理者において，その他の診療に関するものは，その医師において，五年間これを保存しなければならない．

＊柔道整復師には施術録の記載とその保存の義務は法的（柔道整復師法）に規定されていない．

- 記載の目的
  - 施術継続の合理性
  - チーム医療の円滑な遂行
  - 施術情報の開示と透明性，説明性の確保
  - 臨床研究資料としての利用
- 記載の内容
  - 患者から得られたすべての情報
  - 初診時の評価と治療プログラム
  - 患者に行った施術行為（検査結果については陽性，陰性を問わず記載する）
  - 施術行為の結果と評価（来院した日ごとに記載する）
  - 患者や家族に対する説明内容（日時や相手の氏名を記載する）
  - 医科への対診依頼および医師の同意を得た旨
- 記載のルール

  伝えるためのルール
  - 判読不能の書字ではいけない．
  - 略語を用いる場合は医学用語集に準拠したものを用いる．
  - 単語の羅列のみで，全体の意味が不明であってはならない．
  - 専門家のみがわかる外国語であってはならない．

  信頼を得るためのルール
  - 5W1H（When, Where, Who, What, Why, How）を基本とする．
  - 施術日の記録が不足なくある．
  - ボールペンなどを用い，誤りは二重線などで判読可能なように消す．
  - むやみに空白の行をつくらない．
  - 記録者の署名がある．

重要ポイント＋

- POシステム（Problem-oriented System；POS）

  患者のもっている医療上の問題に焦点を合わせ，その問題をもつ患者の最高のケアを目指して努力する一連の作業システムで，以下の三つの段階によって構成される．

  【第Ⅰ段階】Problem Oriented Medical Record（POMR；問題志向型診療記録）の作成
  - 基礎情報…患者の生活像，病歴，診察所見など
  - 問題リスト…病名（診断名），症状や徴候など
  - 初期計画…診断上の計画，治療上の計画，教育的計画
  - 経過記録…SOAPに整理して記載する

    S：Subjective（主観的情報），O：Objective（客観的情報）
    A：Assessment（評価），P：Plan（診断・治療・教育計画）
  - 退院時要約（最終的経過ノート）

  【第Ⅱ段階】POMRの監査

  患者ケアの記録作成が適正であるかないかを評価する．POMRが徹底しているか，信頼性があるか，能率的か，分析的センスがあるかなどを監査によって明確にする．

  【第Ⅲ段階】POMRの修正

  POMRの監査によって不足や不適切な点が発見された場合，それらを修正することは教育的であり，患者のケアに貢献する．

(2) 治療法

ポイント● 保存療法と手術療法

予想問題 5-7

骨損傷に対する保存療法の利点で誤っているのはどれか．

1. 感染の危険性がない．
2. 治療費が安価である．
3. 関節拘縮が残りにくい．
4. 軟部組織への侵襲がない．

1，2，4．手術療法に対する保存療法の利点としては，「軟部組織への侵襲がない」「感染の危険性がない」「治療費が安価である」などが該当する．
3．関節拘縮については，保存療法では固定期間が長くなるため発生しやすい．

【解答】3

ポイント● 骨損傷の整復法

予想問題 5-8

骨損傷に対する整復法で誤っているのはどれか．

1. 整復が遅れると骨癒合にも悪影響を及ぼす．
2. 原則としてできる限り解剖学的整復を目指す．
3. 小児では関節内骨折であってもある程度の転位の許容範囲がある．
4. 自家矯正が期待できる場合は無理な整復は行わない．

1．骨損傷に対して整復が遅れると全身状態，その周囲の軟部組織，骨癒合に悪影響を与えるため，整復はできるだけ早期に行わなければならない．
2，3．骨損傷に対しては解剖学的整復が原則であるが，年齢，骨折部位，転位の種類によってはある程度の許容範囲がある．ただし，関節内骨折においてはわずかな変形癒合でも変形性関節症の原因となるため，解剖学的整復が要求される．
4．乳幼児において自家矯正が期待できる場合は無理な整復操作は行わず，そのまま固定のみを施す処置が行われる．

【解答】3

予想問題 5-9

骨損傷に対する整復が不要なのはどれか．

1. 骨片転位がほとんどない嵌合骨折
2. 筋の作用により著しい延長転位を起こしている裂離骨折
3. 骨折線が関節面に及んでいる完全骨折
4. 高齢者に発生した長管骨骨幹端部での粉砕骨折

1．骨損傷において整復が不要な例としては，嵌合骨折を含めた骨片転位がない（あってもごく軽度な）骨折や乳幼児で十分な自家矯正が期待できる場合の骨折が該当する．
2～4．延長転位の著しい裂離骨折，解剖学的整復が必要な関節内骨折，高齢者で骨粗鬆症を基盤とした粉砕骨折などは非観血的整復法が適応しない（または不可能な）骨折である．

【解答】1

予想問題 5-10

骨損傷に対する整復法の一般原則で正しいのはどれか．

1. 遠位骨片の長軸方向に牽引を行う．
2. 近位骨片に対して解剖学的状態に復する方向に力を加える．
3. 近位骨片を遠位骨片の位置に合わせる．
4. 損傷していない骨膜は温存し利用するように整復する．

1～3．整復位を得るための一般原則では，遠位骨片に対して近位骨片の長軸方向に牽引を行い，解剖学的状態に復する方向に力を加えて近位骨片の位置に合わせるように整復する．
4．損傷していない軟部組織（主に骨膜）については，その状態を把握したうえでそれを利用し整復する．

【解答】4

> 重要ポイント

(2) 治療法

保存療法と手術療法

> 解剖学的整復位．固定性．変形癒合．関節拘縮．感染の危険性．後療法．

表Ⅳ-5-1　保存療法と手術療法の比較

比較のポイント	保存療法	手術療法
解剖学的整復位	得られにくい	得られやすい
固定性（変形癒合）	劣る（多い）	優れる（少ない）
関節拘縮	多い	少ない
軟部組織への侵襲	ない	ある
感染の危険性	ない	ある
後療法	長期間	短期間
治療費	安価	高価

骨損傷の整復法

> 早期の整復．解剖学的整復．徒手整復不能（粉砕骨折，延長転位，軟部組織の介在，関節内骨折）．
> 整復の原則（近位骨片の長軸方向に牽引，軟部組織の利用，近位骨片に遠位骨片を合わせる）．
> 牽引直圧整復法．屈曲整復法（短縮転位のある横骨折）．牽引整復法（介達牽引法，直達牽引法）．

◎骨損傷の整復法（非観血的整復法）の要点
- 早期の整復
  ・整復の遅延は全身状態，骨折部周囲の軟部組織，骨癒合に悪影響を与える．
- 解剖学的状態（損傷前の状態）への整復
  ・解剖学的整復が原則であるが，年齢，骨折部位，転位の種類によってはある程度の許容範囲がある．
   （関節内骨折に対しては解剖学的整復が要求される）
- 整復が不必要な場合
  ・骨片転位がないか，あってもごく軽度のもの（嵌合骨折を含む）
  ・乳幼児で自家矯正が期待できるもの
- 整復が適応しない場合
  ・徒手整復が不可能な骨折
   （粉砕骨折，筋力による著しい延長転位のある骨折，骨折端間に軟部組織が介在した骨折）
  ・整復位の保持が困難な骨折
  ・関節内骨折で解剖学的復位が必要な骨折

◎整復位を得るための一般原則
- 長管骨の骨折の場合，近位骨片の長軸方向に十分な牽引力を加える．
- 遠位骨片に対して解剖学的状態に復する方向に力を加える．
- 損傷していない軟部組織（主に骨膜）を把握しそれを利用する．
- 近位骨片の位置に遠位骨片を合わせる．

(2) 治療法

ポイント● 整復法

予想問題 5-11 □□□

牽引直圧整復法で正しいのはどれか．

1. 非観血的整復法のうちの牽引整復法に該当する．
2. 捻転転位がある骨折には適応できない．
3. 術者は骨折部より遠位側を牽引したうえで直圧を加えて整復する．
4. 牽引は力強く急激に行うことが重要である．

1. 牽引直圧整復法は非観血的整復法のうち牽引装置などを使わず徒手で行うため，徒手整復法の一つに分類される．
2. 捻転転位のある骨折も含めて一般的な骨折型に広く適応できる整復法である．
3. 骨折部より遠位側を牽引したうえで屈曲転位や側方転位など矯正する方向に直圧を加えて整復する．ただし，捻転転位については牽引後に整復することができないため，まず初めに捻転転位の整復操作を行ってから次に牽引を行う必要がある．
4. 急激な力で牽引を行うと反射的に筋の緊張が高まり牽引に対する抵抗力を増大させてしまう．それを防ぐためにも牽引は緩徐かつ持続的な力で行う．

【解答】3

予想問題 5-12 □□□

屈曲整復法で正しいのはどれか．

1. 筋緊張が強く整復困難な螺旋状骨折に適用する．
2. 遠位骨片を近位骨片側にまず伸展することで筋緊張を弛緩させる．
3. 遠位骨片端を近位骨片端に合わせるように牽引してから最後に屈曲して整復する．
4. 整復操作中に軟部組織の損傷を起こす危険性があるため慎重に行う．

1. 筋緊張が強く整復困難な短縮転位のある横骨折に適用する．
2．3．遠位骨片を近位骨片側にまず屈曲することで筋の起始と停止を近づけ筋緊張を弛緩させてから，牽引を加えて最後に遠位骨片端を伸展して整復する．
4. 初めに遠位骨片を近位骨片側に屈曲させる整復操作を行う際に，骨折端間に筋，神経，血管などの軟部組織を挟みこんで損傷させる危険性がある．

【解答】4

予想問題 5-13 □□□

患肢の重量を利用した介達牽引法はどれか．

1. ハンギングキャスト法
2. スピードトラック法
3. 鋼線牽引法
4. 絆創膏牽引法

1. ハンギングキャスト法はキャストで固定した患肢の重量が，骨折部に対し持続的な牽引力として加わるよう工夫された固定法である．上腕骨外科頸骨折や骨幹部骨折に対して適応があるが，過度な牽引による遷延癒合や偽関節の発生，骨頭の下方偏位による可動域回復の遅延といった問題点がある．
2．4．スピードトラック法，絆創膏牽引法は主に下腿の骨折に対する介達牽引法で，重錘や牽引装置による牽引力を用いる．
3. 鋼線牽引法はキルシュナー鋼線を骨に刺入して骨折部を直接牽引する直達牽引法である．

【解答】1

重要ポイント

(2) 治療法

整復法

◎整復法の分類

・非観血的整復法 ─┬─ 徒手整復法：牽引直圧整復法，屈曲整復法
　　　　　　　　　└─ 牽引整復法：介達牽引法

・観血的整復法 ── 牽引整復法：直達牽引法

- 牽引直圧整復法（図Ⅳ-5-1）
  - 骨折部より遠位側を牽引したうえで骨折端部を圧迫して整復する方法で，一般的な骨折型に適応する．
  - 捻転転位がある場合は，最初に捻転転位の整復操作を行う．
  - 牽引は緩徐かつ持続的な力で行う．
- 屈曲整復法
  - 骨片転位に作用している筋を弛緩させて整復する方法で，筋緊張が強く整復困難な短縮転位のある横骨折に適用する（斜骨折や螺旋状骨折には適用しない）．
  - 筋，神経，血管，皮膚，残存する骨膜などに二次的損傷を起こさないよう慎重に行う．

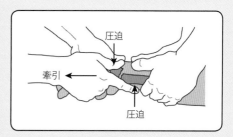

図Ⅳ-5-1　牽引直圧整復法

表Ⅳ-5-2　屈曲整復法の操作手順

順序	操作方法
1	筋の起始と停止を近づけるように遠位骨片を屈曲して筋を弛緩させる．
2	屈曲したままの肢位で近位骨片の長軸方向に牽引して両骨折端を近接させる．
3	遠位骨片を伸展させると整復される．

- 牽引整復法（図Ⅳ-5-2）
  - 重錘や牽引装置などを用いて転位した骨片に持続的な牽引力を加え，骨折部を徐々に矯正する方法で，介達牽引法と直達牽引法がある．
  - 持続的牽引により骨折部周囲の筋が緊張するため側方転位や屈曲転位に対しては矯正力を発揮するが，捻転転位に対しては矯正力が期待できない．
  - 介達牽引法の例：スピードトラック法，絆創膏牽引法，ハンギングキャスト法

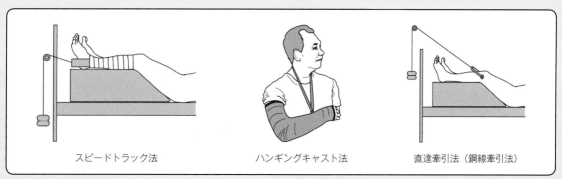

図Ⅳ-5-2　牽引整復法

(2) 治療法

ポイント● 脱臼の整復法

予想問題 5-14 □□□

脱臼の整復で誤っているのはどれか.

1. 脱臼の整復が遅れるほど阻血性の骨頭壊死が発生しやすくなる.
2. 整復困難な例ではさまざまな整復法を用いて繰り返し整復を試みる.
3. 原則として整復時に転位の残存は許容されない.
4. 非観血的整復法が原則であるが，それで整復できない場合は観血的整復法に委ねる.

1. 脱臼の整復はできる限り早期に行うのが原則である．整復が遅れると骨頭の循環障害による阻血性骨壊死の発生率が高まる.
2. 4. 脱臼の整復障害により整復が不能または困難な場合には，何度も整復を繰り返さずに専門医による観血的整復法を選択する.
3. 一部の例外（肩鎖関節脱臼，胸鎖関節脱臼など）を除いて，脱臼ではわずかな転位でも機能障害につながるため転位の残存は許容されない.

【解答】2

予想問題 5-15 □□□

脱臼の整復障害とならないのはどれか.

1. 母指 MP 関節背側脱臼時の種子骨
2. 示指 MP 関節背側脱臼時の屈筋腱や虫様筋
3. 肘関節脱臼時の内側側副靱帯断裂
4. 股関節脱臼時の大腿骨頭部骨折

1. 2. 4. 脱臼の整復障害には，関節包による整復路の閉鎖（ボタン穴機構），掌側板または種子骨の関節腔への嵌入，筋腱や骨片による整復路の閉鎖，復に際して支点となるべき骨部の骨折による欠損などがある.
3. 筋ならびに補強靱帯および関節包の緊張は脱臼の整復障害となるが，脱臼時に合併する補強靱帯の断裂は直接的には整復障害とはならない.

【解答】3

予想問題 5-16 □□□

脱臼の整復法で正しいのはどれか.

1. 牽引作用による整復法では術者の腕力が小さくても大きな整復力を得ることができる.
2. 槓杆作用による整復法では整復時に二次的損傷を起こす危険性が少ない.
3. 脱臼の受傷機転をその順にたどる経路で整復する.
4. 関節包の裂孔部を脱臼した骨頭が通り抜けるよう整復する.

1. 牽引作用による整復法では筋緊張の除去を目的とした牽引に重点が置かれるため，術者に一定程度の腕力（または牽引力）が必要となる.
2. 槓杆作用による整復法では小さな力で大きな整復力が得られる利点があるが，短所として整復時に二次的損傷を起こす危険性がある.
3. 4. 脱臼の整復では受傷機転を逆に戻るように骨頭を操作することで，関節包の裂孔部を骨頭がスムーズに通り抜け整復位を得ることができる.

【解答】4

(2) 治療法

脱臼の整復法

> 早期の整復，解剖学的整復．脱臼の整復障害（ボタン穴機構，掌側板や種子骨の嵌入，支点となる骨部の欠損，靱帯や関節包の緊張，陳旧性脱臼）．整復の原則（筋の弛緩，受傷機転の逆の経路）．槓杆作用による整復法．牽引作用による整復法．

◎脱臼の整復法（非観血的整復法）の要点
- 早期の整復
  - 時間が経過するとさまざまな整復障害により整復困難になると同時に，脱臼した骨頭の循環障害による阻血性骨壊死の危険性が高まる（例：股関節脱臼後の大腿骨頭壊死）．
- 解剖学的整復の必要性
  - 脱臼では転位の残存は許容されず，わずかな転位でも機能障害につながる．
  - 例外として，肩鎖関節脱臼や胸鎖関節脱臼では転位が残存しても機能障害は少ない．
- 整復が不能あるいは困難な場合
  - 整復が不能または困難な場合には，何度も整復を繰り返さずに専門医による観血的整復法に委ねる．

脱臼の整復障害
- 関節包による整復路の閉鎖（ボタン穴機構）
- 掌側板または種子骨の関節腔への嵌入（例：母指 MP 関節の背側脱臼）
- 筋腱や骨片による整復路の閉鎖（例：示指 MP 関節背側脱臼時の井桁状構造内への中手骨頭の嵌入）
- 整復に際して支点となるべき骨部の骨折による欠損（例：肩関節脱臼時の上腕骨近位端部骨折）
- 筋ならびに補強靱帯および関節包の緊張
- 陳旧性脱臼

◎整復位を得るための一般原則
- 十分に牽引を行うことで，整復に対して抵抗する筋を弛緩させる．
- 脱臼の受傷機転を逆に戻る経路で整復する．
- 関節包の裂孔部から整復する．

◎整復法の分類（図IV-5-3）
- 非観血的整復法 ─┬─ 槓杆作用による整復法
　　　　　　　　　└─ 牽引作用による整復法：介達牽引法
- 観血的整復法（非観血的整復法で整復できない場合に行う）
- 槓杆作用による整復法〔例：肩関節前方脱臼に用いるヒポクラテス（Hippocrates）法〕
  - 長所：大きな整復力が得られる．
  - 短所：整復による二次的損傷を起こす危険性がある．
- 牽引作用による整復法〔例：肩関節前方脱臼に用いるスティムソン（Stimson）法〕
  - 長所：二次的損傷の危険性が低く，患者に与える苦痛も少ない．
  - 短所：筋緊張の除去を目的とした牽引に重点が置かれる．

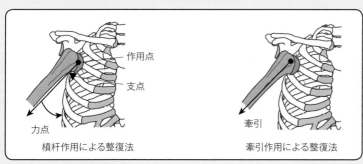

図IV-5-3　整復法の分類

(2) 治療法

ポイント● 軟部組織損傷の初期処置

予想問題 5-17 □□□
軟部組織損傷の初期処置として正しいのはどれか.

1. 包帯固定
2. 温　浴
3. 患部を低くした臥位
4. 牽引による整復操作

　軟部組織損傷に対する初期処置は，安静（R），冷却（I），圧迫（C），挙上（E）のRICE処置を原則とする．温熱療法（温浴），患部を低くした臥位，不要な牽引による整復操作などは症状を悪化させる可能性があるため初期処置としては実施しない．

【解答】1

予想問題 5-18 □□□
RICE処置とその目的で誤っている組合せはどれか.

1. R ── 動揺痛の抑制
2. I ── 代謝作用の亢進
3. C ── 腫脹の軽減
4. E ── 内出血の消退

1. R（安静）は運動を中止して患部の安静を保つことで，疼痛の抑制を目的とする．
2. I（冷却）は血管を収縮させることで炎症や出血を抑え，疼痛を軽減すると同時に，患部の代謝を低下させることで酸素の必要量を減少させ，周辺の正常組織への血流不足を予防することを目的とする．
3. C（圧迫）は周囲の組織や血管を圧迫することで，患部での血液の滲出による内出血や腫脹の軽減を目的とする．
4. E（挙上）は患部を心臓より高く挙げることで，血液が患部に貯留するのを防ぎ内出血や腫脹の消退を促すことを目的とする．

【解答】2

予想問題 5-19 □□□
RICE処置の方法で誤っている組合せはどれか.

1. R ── 三角巾で提肘する
2. I ── 冷湿布を貼付する
3. C ── 包帯を患部に施行する
4. E ── 松葉杖で患肢を免荷する

1. R（安静）は包帯やテーピングなどで患部を固定し安静を保つ処置で，三角巾による提肘もこの処置に含まれる．
2. I（冷却）は炎症や出血を抑え疼痛を軽減させるために患部を冷却する処置で，氷や冷湿布などを用いて行う．
3. C（圧迫）とは包帯などを用いて患部を圧迫することで内出血や腫脹を軽減させるための処置である．
4. E（挙上）は臥位の際に患部を心臓より高く挙げることで内出血や腫脹の減退を促す処置である．松葉杖による免荷歩行は「C（挙上）」ではなく「R（安静）」に該当する処置である．

【解答】4

予想問題 5-20 □□□
アイシング処置の一般的禁忌として誤っているのはどれか.

1. 貧　血
2. 高血圧症
3. 紫斑病
4. レイノー病

　アイシングは高血圧症や低血圧症といった心疾患がある場合，レイノー病など末梢循環障害がある場合，紫斑病など出血素因がある場合，感覚障害や寒冷アレルギーがある場合などが一般的禁忌とされている．

【解答】1

重要ポイント

(2) 治療法

軟部組織損傷の初期処置

> RICE 処置（安静，冷却，圧迫，挙上）．

◎軟部組織損傷（閉鎖性損傷）に対する初期処置は，以下の RICE 処置を原則とする（図Ⅳ-5-4）．
- R；Rest（安静）
  - ・運動を中止して患部の安静を保つ．
  - ・必要に応じて固定（包帯やテーピングなど）を行う．
- I；Icing（冷却）
  - ・血管を収縮させることで炎症や出血を抑え，疼痛を軽減する．
  - ・患部の代謝を低下させることで酸素の必要量が減少するため，周辺の正常組織への血流不足（二次的低酸素障害）も予防できる．

  > 冷却（Icing）の一般的禁忌
  - ・心疾患のある患者に広範囲の寒冷刺激を与える場合（例：高血圧症）
  - ・末梢循環障害がある場合（例：レイノー病）
  - ・感覚障害がある場合
  - ・寒冷アレルギーがある場合
  - ・心臓および胸部の冷却
  - ・出血性素因がある場合（例：紫斑病）
- C；Compression（圧迫）
  - ・周囲の組織や血管を圧迫することで患部の内出血や腫脹を軽減する．
- E；Elevation（挙上）
  - ・患部を心臓より高く挙げることで患部の内出血や腫脹の消退を促す．

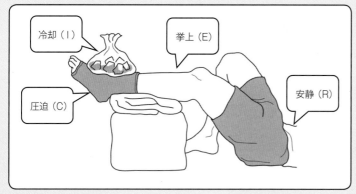

図Ⅳ-5-4　RICE 処置

(2) 治療法

ポイント● 固定法

予想問題 5-21 □□□

固定法の目的として誤っているのはどれか．

1. 骨折部の整復位を保持する．
2. 脱臼後の関節可動域を確保する．
3. 疼痛や炎症を抑制する．
4. 荷重に対する免荷を図る．

1．3．4．固定の目的には，骨折や脱臼などの整復位保持と再転位防止，患部の安静保持による疼痛の軽減や炎症の鎮静，変形の防止と矯正，患部にかかる荷重の免荷などがある．

2．関節可動域を制限することを目的に固定を行うことはあるが，可動域の確保は目的とはならない．

【解答】2

予想問題 5-22 □□□

固定の種類とその材料で正しい組合せはどれか．

1. 硬性固定材料 ── コルセット
2. 軟性固定材料 ── 非伸縮性テーピング
3. 装　具 ──────── サポーター
4. 内固定 ──────── クラーメル副子

1～3．外固定とは体外から皮膚や軟部組織を介して間接的に骨や関節を固定する方法で主に次の3種類の材料が用いられる．硬性固定材料として金属副子（クラーメル副子など），合成樹脂副子，厚紙副子，ギプス包帯など，軟性固定材料として巻軸帯，絆創膏（非伸縮性テーピングなど），三角巾，サポーターなど，装具として体幹装具（コルセットなど），上肢装具，下肢装具などがある．

4．内固定とは手術療法の際に骨や関節部をプレートや鋼線などで直接固定する方法をいう．

【解答】2

予想問題 5-23 □□□

固定法で正しいのはどれか．

1. 関節拘縮が発生しにくい機能的肢位での固定を行う．
2. 固定当初に機能的肢位をとりにくい場合はまず整復位で固定する．
3. 骨折の固定では患部の近位1関節を含めた範囲が原則である．
4. 骨折の固定期間はグルト（Gurlt）の骨癒合日数を遵守する．

1．機能的肢位（良肢位／便宜肢位）は機能障害を最小限にとどめる肢位であって，関節拘縮の発生を予防する肢位ではない．

2．固定当初に機能的肢位をとりにくい場合はまず整復位で固定し，その後状態に応じて機能的肢位に変えていく．

3．骨折の固定範囲は患部を中心とした遠位と近位の各1関節が原則となる．

4．骨折の固定についてはグルトの骨癒合日数を参考としながら，損傷の状況，年齢など骨癒合に影響を与える因子を考慮したうえで決定する．

【解答】2

重要ポイント

(2) 治療法

固定法

> 目的(整復位保持,再転位防止,安静保持,疼痛の軽減,炎症の鎮静,変形の防止と矯正).硬性材料.軟性材料(巻軸帯,絆創膏,三角巾).装具.機能的肢位(良肢位).

◎固定の目的
- 骨折や脱臼などの整復位保持と再転位防止
- 患部の安静保持,可動域の制限(疼痛の軽減,炎症の鎮静)
- 変形の防止と矯正
- その他:免荷など

◎固定の種類
- 内固定:手術療法の際に骨や関節部をプレートや鋼線などで直接固定する方法
- 外固定:体外から皮膚や軟部組織を介して間接的に骨や関節を固定する方法

表Ⅳ-5-3　主な外固定材料

種類	材料
硬性材料	● 金属副子(例:クラーメル副子,アルミ副子),副木(例:呉氏副子,スダレ副子) ● 合成樹脂副子(例:吸水硬化性キャスト,熱可塑性キャスト) ● その他:厚紙副子,ギプス包帯など
軟性材料	● 巻軸帯(例:綿包帯,弾性包帯) ● 絆創膏(例:伸縮性テーピング,非伸縮性テーピング) ● その他:三角巾,ガーゼ,綿花,サポーターなど
装具	● 体幹装具(例:コルセット,バストバンド,クラビクルバンド) ● 上肢装具(例:ショルダーブレース) ● 下肢装具(例:ニーケア,PTB装具)

◎固定の肢位
- 機能障害を最小限にとどめる肢位である「機能的肢位(良肢位/便宜肢位)」が理想である.
- 固定当初は整復位で固定し,その後状態に応じて機能的肢位に変えていく場合もある.

表Ⅳ-5-4　一般的な機能的肢位

関節	肢位
肩関節	外転60〜80°,屈曲30°,外旋20°
肘関節	屈曲90°,前腕回内回外0°
手関節	軽度背屈位(10〜20°),軽度尺屈位
手指の関節	母指:軽度外転,屈曲位で小指に向かう対立位 他の4指:全関節ともに軽度屈曲位(約15°)
股関節	屈曲15〜30°,外転0〜10°,外旋0〜10°
膝関節	軽度屈曲位(10°)
足関節	底背屈0°または軽度底屈位

＊上肢では顔や頭に手が届く肢位,下肢では歩行が可能な肢位

◎固定の範囲
- 骨折の固定は患部を中心とした遠位と近位の各1関節を含めた範囲が原則となる.
- 損傷の程度,年齢,治療の進行状況などに応じて固定範囲は決定し必要以上に固定しない.

(2) 治療法

ポイント● 後療法（手技療法）

予想問題 5-24 ☐☐☐

手技療法の効果として誤っているのはどれか．

1. 筋血流量の減少
2. 発汗の促進
3. 浮腫の軽減
4. 疼痛の緩和

手技療法の効果としては，筋血流量の増加，皮膚温の上昇や発汗の増加，うっ血や浮腫の軽減，疼痛や筋緊張の緩和などがある．

【解答】1

予想問題 5-25 ☐☐☐

右の図の手技療法の基本型はどれか．

1. 強擦法
2. 揉捏法
3. 振戦法
4. 圧迫法

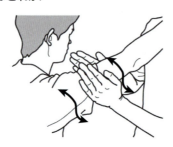

図が示す手技療法の基本型は「振戦法」で，手掌や手指を垂直に骨に向かって圧を加えながら律動的に振動させる方法である．

【解答】3

予想問題 5-26 ☐☐☐

手技療法で正しいのはどれか．

1. 開始時には強擦法を用いる．
2. 終了時には伸長法を用いる．
3. 揉捏法は律動的な振動を加える方法である．
4. 誘導マッサージでは患部から離れた近位部に比較的強めの軽擦法を行う．

1．2．手技療法の順序として開始時は軽擦法から始め，その後各手技を行い，終了時には再び軽擦法を用いる．
3．揉捏法とは手指で筋を把握し圧搾するように圧を加える（いわゆる"もむ"）方法である．
4．誘導マッサージとは，外傷の初期で患部に直接施術できない場合，患部から離れた近位部に比較的強めの軽擦法や揉捏法を行うことで間接的に患部の血液循環を改善させて損傷の治癒過程を促進する方法のことである．

【解答】4

予想問題 5-27 ☐☐☐

手技療法の禁忌として誤っているのはどれか．

1. 腫瘍部
2. 発疹部
3. 生理中の女性の腰腹部
4. 高血圧患者の下腿部

1〜3．手技療法の禁忌としては発疹部，腫瘍部，妊娠中の腹部と生理中の腰腹部などがある．
4．通常，手技療法により急激に血圧が高まることはないため，高血圧患者に対しては禁忌とはならない．

【解答】4

> 重要ポイント

（2）治療法

後療法（手技療法）

> 基本型（軽擦法，強擦法，揉捏法，叩打法，振戦法，圧迫法，伸長法），誘導マッサージ．

◎生理的作用
- 皮膚温の上昇や発汗の増加
- 筋血流量の増加
- うっ血や浮腫の軽減
- 疼痛や筋緊張の緩和

◎基本型（図Ⅳ-5-5）
- 軽擦法：手掌を密着させて皮膚表面に軽い圧を加えながら求心的に擦る方法
- 強擦法：指腹を当てて強めの圧を加えながら円を描きつつ移動していく方法
- 揉捏法：手指で筋を把握し圧搾するように圧を加えながら遠位から近位へ進んでいく方法
- 叩打法：手拳や手背で軽快にして律動的に打撃を加える方法
- 振戦法：手掌や手指を垂直に骨に向かって圧を加えながら律動的に振動させる方法
- 圧迫法：指頭や指根などを用いて限局的な圧迫を加える方法
- 伸長法：徒手的に筋腱を伸長する方法

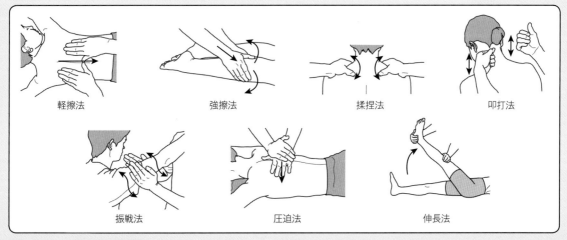

図Ⅳ-5-5　手技療法の基本型

◎実践例
- 局所への実践（手技療法の順序）
  - 軽擦法→各手技（揉捏法，圧迫法，強擦法など）→伸長法→軽擦法
- 遠隔部への応用（誘導マッサージ）
  - 外傷の初期で患部に直接施術できない場合，患部から離れた近位部に比較的強めの軽擦法や揉捏法を行い，間接的に患部の血液循環を改善させて損傷の治癒過程を促進する方法

◎禁　忌
- 創傷部
- 発疹部
- 腫瘍部
- 妊娠中の腹部と生理中の腰腹部
- 神経炎の急性期

(2) 治療法

ポイント● 後療法（運動療法）

予想問題 5-28　□□□

運動療法の種類で誤っている組合せはどれか．

1. 自動介助運動 ── 他動的に助けられて行う膝の屈伸運動
2. 自動抵抗運動 ── 重錘を付けて行う膝の屈伸運動
3. OKC運動 ─── 自重のみで行う膝の屈伸運動
4. CKC運動 ─── 徒手的に抵抗をかけて行う膝の屈伸運動

1. 自動介助運動とは徒手や懸垂などで他動的に助けられて行う自動運動のことである．
2. 自動抵抗運動とは徒手的あるいは重錘などで抵抗をかけたうえでそれに打ち勝って行う自動運動のことである．
3. OKC運動とは四肢の末端が自由に動くことができる運動連鎖のことで，座位で行う膝の屈伸運動がその例である．
4. CKC運動とは四肢の末端が固定された状態で動く運動連鎖のことで，立位からのスクワット運動がその例である．

【解答】4

予想問題 5-29　□□□

筋にかかる抵抗力よりも筋力が小さい場合の筋収縮はどれか．

1. 等尺性収縮
2. 求心性収縮
3. 遠心性収縮
4. 等速性収縮

筋にかかる抵抗力よりも筋力が小さい場合は，筋は収縮しながらもその起始と停止が離れるように関節運動が生じる．この収縮様式を遠心性収縮という．その逆に，筋力が抵抗力より大きく筋の起始と停止が近づくように関節運動が生じる様式を求心性収縮という．

【解答】3

予想問題 5-30　□□□

右の図で体を下方に降ろしていく際の運動で正しいのはどれか．

1. 開放性運動連鎖（OKC）に該当する．
2. 大殿筋は求心性収縮を起こしている．
3. 大腿四頭筋は遠心性収縮を起こしている．
4. ハムストリングスは等尺性収縮を起こしている．

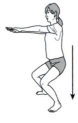

1. 図が示すスクワット運動は四肢の末端が固定された状態で動く閉鎖性運動連鎖（CKC）に分類される．
2, 3. 体を下方に降ろしていく際には，大殿筋と大腿四頭筋はともに筋が収縮しながら起始と停止が離れていく「遠心性収縮」を起こしている．
4. 等尺性収縮とは筋収縮を起こしながらも関節運動が起きない収縮形態である．図の運動の場合，ハムストリングスは収縮しながら股関節と膝関節の運動に関与しているため，等尺性収縮の形態には該当しない．

【解答】3

予想問題 5-31　□□□

運動療法の禁忌で誤っているのはどれか．

1. 38℃以上の発熱がある．
2. 急性の炎症症状がある．
3. 心筋梗塞を発症している．
4. 軽度の高血圧であるが自覚症状はない．

1～3. 運動療法の禁忌には38℃以上の発熱がある場合，急性症状がある場合，重度の心疾患を患っている場合などがある．
4. 高血圧については拡張期血圧が120 mmHgを超え，自覚症状がある場合には禁忌となるが，軽度の高血圧でとくに自覚症状もない場合は，むしろ積極的に運動療法を行うことで高血圧症状の改善に役立つ．

【解答】4

> **重要ポイント**
>
> ## (2) 治療法

後療法（運動療法）

> 他動運動，自動運動（自動介助運動，自動抵抗運動），等尺性収縮，等張性収縮（求心性収縮，遠心性収縮），等速性収縮，開放性運動連鎖，閉鎖性運動連鎖．

◎力源による分類
- 他動運動：患者自身の随意的な収縮を伴わずに，術者の徒手あるいは機器を用いて行う運動
- 自動運動：患者自身が随意的に関節を動かす運動
  - 自動運動：何の助けもなく抵抗もない状態（自重のみ）で行う運動
  - 自動介助運動：徒手または懸垂などで他動的に助けられて行う自動運動
  - 自動抵抗運動：抵抗に打ち勝って行う自動運動で，抵抗をかける方法には徒手抵抗，重錘，ゴムチューブ，ダンベル，バーベルなどがある．

◎筋収縮による分類（図Ⅳ-5-6）
- 等尺性収縮：筋力が抵抗力と釣り合った状態で，筋の長さが変わらず関節運動も起こらない
- 等張性収縮：筋の発揮張力を一定に保った筋収縮で，関節運動を伴う
  - 求心性収縮：筋力が抵抗力より大きく，筋の起始と停止が近づくように関節が動く
  - 遠心性収縮：筋力よりも抵抗力が大きく，筋の起始と停止が離れるように関節が動く
- 等速性収縮：関節運動の角速度を一定に保った筋収縮で，専用の等速性運動機器を用いて行う

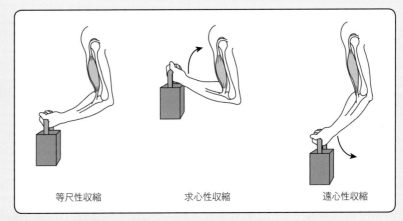

図Ⅳ-5-6　筋収縮による分類

◎運動連鎖による分類（図Ⅳ-5-7）
- 開放性運動連鎖（open kinetic chain：OKC）
  - 四肢の末端が自由に動くことができる運動連鎖
  - （例：座位での膝伸展運動）
- 閉鎖性運動連鎖（closed kinetic chain：CKC）
  - 四肢の末端が固定された状態で動く運動連鎖
  - （例：スクワット運動）

◎禁　忌
- 発熱（38℃以上）している場合
- 安静時脈拍数が100回/分を超える（頻脈）場合
- 高血圧があり，拡張期血圧120 mmHgを超え，自覚症状がある場合
- 収縮期血圧100 mmHg以下の低血圧で，自覚症状がある場合
- 急性症状がある場合
- 重度の心疾患

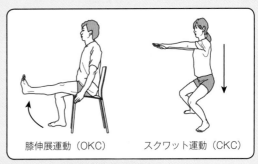

図Ⅳ-5-7　運動連鎖による分類

(2) 治療法

ポイント● 後療法（物理療法）

予想問題 5-32 □□□

物理療法の種類で正しい組合せはどれか.

1. 電気療法 ────── 超音波療法
2. 寒冷療法 ────── パラフィン浴
3. 温熱療法 ────── 極超短波療法
4. 光線療法 ────── SSP 療法

1. 電気療法には SSP 療法, 経皮的電気神経刺激（TENS）などがある.
2. 寒冷療法には冷湿布, アイスマッサージ, アイスパックなどがある.
3. 温熱療法には温湿布, ホットパック, 温浴療法（パラフィン浴）などがある. また, 周波数が 0.8〜3 MHz の機械的振動を用いる超音波療法や電磁波の1つであるマイクロ波（2,450 MHz）を用いる極超短波療法も温熱療法に含まれる.
4. 光線療法には, レーザー光線療法などがある.

【解答】3

予想問題 5-33 □□□

物理療法の効果で誤っている組合せはどれか.

1. 干渉電流療法 ────── 筋力の増強
2. アイスマッサージ ── 疼痛の抑制
3. ホットパック ────── 拘縮の緩解
4. 赤外線療法 ────── 循環の改善

1. 電気療法は外傷などにより変性した筋の筋力改善には効果があるとされるが, 正常な筋に対する筋力増強の効果は確認されていない.
2. 寒冷療法は代謝作用や疼痛の抑制に効果がある.
3. 4. 温熱療法は循環の改善, 拘縮の緩解, 代謝の促進などに効果が認められている.

【解答】1

予想問題 5-34 □□□

物理療法の禁忌で誤っている組合せはどれか.

1. アイスバス ────── 腰椎椎間板ヘルニアによる感覚鈍麻を認める下肢
2. 超音波療法 ────── 橈骨遠位端部骨折の固定期間中の骨折部
3. 極超短波療法 ──── 人工骨頭置換術を行った股関節
4. TENS ────────── 肉ばなれの急性期にあるハムストリングス

1. 感覚鈍麻などの感覚異常を認める部位は, アイスバスなどの寒冷療法の禁忌にあたる.
2. 固定期間中の骨折部に対して超音波治療を行うと骨癒合が促進されることが分かっている. そのため禁忌ではなく積極的に行う治療法の一つである.
3. 超音波・極超短波療法の禁忌として, 体内金属（人工骨頭, 心臓ペースメーカー）, 小児の骨端軟骨などがある.
4. 外傷による急性症状を認める部位では, 筋収縮を伴う TENS などの電気療法は禁忌にあたる.

【解答】2

重要ポイント

(2) 治療法

後療法（物理療法）

> 電気療法（TENS, SSP療法, 干渉電流療法），寒冷療法（アイスパック，コールドスプレー），温熱療法（ホットパック，温浴療法，赤外線療法，超音波療法，極超短波療法），光線療法（レーザー光線療法）．

◎電気療法（効果：疼痛の緩解，筋力の改善など）
- 経皮的電気神経刺激（TENS）：1,000 Hz以下の周波数を用いて経皮的に電気刺激を行う方法
- SSP（silver spike point）療法：限局した体表面の治療点（経穴など）に経皮的電気刺激を行う方法
- 干渉電流療法：2種類の交流電流を生体内で交差させることで発生する干渉電流を用いた方法

◎寒冷療法（効果：代謝作用の低下，疼痛の抑制など）
- 冷罨法：冷湿布，アイスマッサージ，アイスパック（氷のう），コールドスプレー，冷水浴療法（アイスバス）

◎温熱療法（効果：循環の改善，代謝の促進，疼痛の緩解，筋スパズムの軽減，拘縮の緩解，関節可動域の拡大など）
- 伝導熱療法：温罨法：温湿布，ホットパック（湿熱式，電気式），温浴療法（パラフィン浴，渦流浴）
- 輻射熱療法：赤外線療法
- 変換熱療法
  ・超短波療法（ジアテルミー）：高周波の電流または超音波を用いた温熱療法
  ・極超短波療法（マイクロ波療法）：電磁波の1つであるマイクロ波（2,450 MHz）を用いた温熱療法
  ・超音波療法：0.8～3 MHzの周波数の機械的振動による温熱療法

◎光線療法
- レーザー光線療法：鎮痛，消炎，創傷治癒促進を目的として低出力レーザーを用いる方法

◎牽引療法（介達牽引法）
- 頸椎牽引，腰椎牽引

◎その他
- 間欠的圧迫法：ゴム製スリーブを装着し，空気の注入と抜去を間欠的に繰り返すことで静脈血の還流を促進しようとする方法

◎物理療法の禁忌

表Ⅳ-5-5　各物理療法の禁忌となる対象

種類		禁忌となる対象（疾患，部位，患者）
電気療法		心臓疾患（ペースメーカー使用者を含む），感染症，悪性腫瘍，発熱，結核性疾患，血圧異常，急性疾患，極度の衰弱，妊婦，乳幼児（意思表示のできない人），血流障害
寒冷療法		循環器系疾患，レイノー病，寒冷アレルギー，感覚障害，心臓および胸部，寒冷に対して拒否的な場合
温熱療法	伝導熱療法	心臓疾患，感染症，悪性腫瘍，発熱，結核性疾患，血圧異常，急性疾患，極度の衰弱，妊婦，乳幼児（意思表示のできない人），アトピーなどによる感覚・皮膚過敏症
	輻射熱療法	急性炎症，化膿性疾患，内出血の危険のある疾患，低血圧，悪性貧血，患部の血行不全や皮膚感覚低下
	変換熱療法	［超短波・極超短波療法］ 体内金属のある部位（心臓ペースメーカー，人工骨頭など），感覚障害部位，骨端軟骨，眼球，睾丸，妊婦の腹部　＊治療部位に金属類（衣服，ネックレス，指輪など）がないことを確認する ［超音波療法］ 悪性腫瘍，感覚障害，虚血部位，発育期の骨
光線療法		悪性腫瘍，甲状腺部，眼球，睾丸，乳幼児，高齢者，消耗性疾患
牽引療法		悪性腫瘍，脊椎カリエス，化膿性脊椎炎，強直性脊椎炎，関節リウマチ 頸椎の不安定性，胸郭出口症候群由来の頸肩腕痛，外傷に由来する急性症状（急性腰痛を含む），骨粗鬆症
間欠的圧迫法		心不全または肺水腫，深部静脈血栓症，血栓性静脈炎，肺塞栓症，重度の末梢動脈疾患（動脈不全による潰瘍），急性皮膚感染，骨折の急性期（その他の外傷性急性炎症），悪性腫瘍

(3) 指導管理

ポイント● 患者の環境に対する指導管理

予想問題 5-35

指導管理で介助者の存在が重要でないのはどれか.

1. 更衣の手順
2. 飲食時の体位
3. 家庭での運動トレーニング
4. 入浴時の動作

患者の日常生活における指導管理で介助者（家族など）の存在が重要になるのは，更衣の手順，飲食時の体位，入浴動作，身体の清拭の方法，トイレ動作などである．介助者がいない場合は患者一人での動作には限界があることを考慮した治療法の選択も必要となる．

【解答】3

予想問題 5-36

松葉杖歩行となった患者への指導管理で正しいのはどれか.

1. 自宅の部屋を2階から1階に変更する.
2. 寝具をベッドから布団に変更する.
3. 公共施設でのトイレは和式を使用する.
4. 通勤手段は自家用車を利用する.

1. 階段の昇降はできる限り避けたほうがよいことから，これまで2階であった自宅での生活空間を1階に変更するよう指導することは妥当である．
2. 就寝時の寝具は松葉杖からの移乗がしやすいベッドを使用するべきである．
3. 上記と同様，トイレにおいても洋式を使用するべきである．
4. 通勤や通学では自家用車や自転車などを自らが運転するのではなく，バスや電車などの公共の交通機関を利用するほうが望ましい（家族による送迎は例外）．

【解答】1

予想問題 5-37

外傷治療後の指導管理で誤っている組合せはどれか

1. 鎖骨骨折 ―――― 胸郭を拡大した姿勢を保持するため座位で就寝させた.
2. 上腕骨顆上骨折 ―― 夜間の緊急連絡のため患者の両親に自身の携帯電話の番号を教えた.
3. 膝十字靱帯損傷 ―― 再建術の手術日までは膝関節を装具で固定し絶対安静を保った.
4. 足関節捻挫 ――― テーピングで固定を行ったうえでサッカー部での練習内容を変更した.

3. 膝十字靱帯損傷に対して再建術を実施する場合は，手術日までに膝関節周囲の筋の筋力低下を予防するために主に等尺性収縮や閉鎖性運動連鎖（CKC）を中心とした運動トレーニングを積極的に実施する．

【解答】3

重要ポイント

(3) 指導管理

　指導管理とは，病態を良好な治療に導くために，施術上および日常生活動作上での励行事項や禁止事項を指示し，それらが確実に遵守，実践されるよう配慮することをいう．

患者の環境に対する指導管理

①日常生活動作，環境の指導管理
- 臥床時（安静時，睡眠時）の体位と患肢保持
  - 体位や患肢の肢位，補助材料の使用（睡眠方法の工夫）など
- 姿勢や肢位
  - 不良姿勢（静的な姿勢，動的な作業姿勢や運動姿勢）の改善など
- 歩行
  - 患肢への荷重制限と免荷方法（松葉杖，車椅子），履物の指導など
- 衣服
  - 更衣の手順（介助者の有無），衣服様式（前ボタン上衣の着用）など
- 食事動作
  - 飲食時の体位（介助者の有無），飲酒の制限など
- 入浴
  - 入浴制限（シャワーのみ），入浴動作（介助者の有無）など
- 清潔保持，保清
  - 全身または部分清拭の方法（介助者の有無）など
- トイレ
  - かがみ動作の制限（介助者の有無）など
- 体調把握
  - 既往または現病に関する医療機関への加療（かかりつけ医または救急診療の確認）など
- 施術所外でできる運動
  - 治癒を促進する運動，予防にかかわる運動（ストレッチング，体操）など

②住宅環境に対する指導管理
- 部屋
  - 部屋の移動（2階→1階へ），冷暖房機器の使用など
- 寝具
  - 寝具の選択または変更（布団→ベッドへ）など
- 家具
  - 椅子，机，洗面台などの調節（適した高さ）など
- トイレ様式
  - トイレの選択または変更（和式→洋式へ）など
- 浴室
  - 浴槽の選択または変更，補助具の使用（手すりの設置）など
- 緊急時対応
  - 携帯電話所持の有無（連絡方法の確認）など

③就労環境，就学環境，スポーツ活動に対する指導管理
- 就労環境
  - 職内容（職務の変更，休職や転職の可否），職場内（患肢保持の方法，介助者の有無），通勤（通勤方法の変更，送迎の可否）など

重要ポイント

- 就学環境
  - 就学内容（欠席や授業見学の可否），学校内（患肢保持の方法，介助者の有無），通学（通学方法の変更，送迎の可否）など
- スポーツ活動
  - スポーツ内容（休止や練習見学の可否，練習内容や方法の変更，種目の変更）など

自己管理に対する指導管理
- 指示した指導管理が守られないと再発の可能性があることを説明し，患者自身にも再発予防に対する自己管理意識をもたせる．

索引

●●● あ ●●●
アキレス腱断裂	91
アクソノトメシス	161
圧潰骨折	119
圧挫症候群	129
圧迫アプレイテスト	81
圧迫骨折	119
軋轢音	123

●●● い ●●●
異常可動性（異常運動）	123

●●● う ●●●
ウォーラー変性	161

●●● え ●●●
円板状半月	81
炎症期（関節損傷）	143
炎症期（骨損傷）	139
遠心性収縮	181

●●● お ●●●
オスグッド・シュラッター病	89
横足根関節脱臼	63

●●● か ●●●
ガーデン分類	9
下前腸骨棘裂離骨折	5
下腿骨遠位端部骨折	33
下腿骨果上骨折	31
下腿骨近位端部骨折	25
下腿骨骨幹部骨折	27
下腿骨疲労骨折	31
下腿三頭筋の肉ばなれ	95
仮骨形成期	139
仮骨硬化期	139
仮性関節窩	155
仮性神経腫	163
架橋仮骨	131
家族歴	166
過誤支配	163
過剰仮骨形成	131
介達牽引法	171
回転法	53
開放性運動連鎖	181
外脛骨	43
外脛骨障害	101
外傷性骨化性筋炎	133
外傷性皮下気腫	129
外反ストレステスト	83
外反膝	57
外反母趾	103
拡張性脱臼	147
干渉電流療法	183
陥没骨折	119
間欠的圧迫法	183
嵌頓症状	81
関節強直	133
関節血腫	85
関節拘縮	133

●●● き ●●●
既往歴	166
亀裂（氷裂）骨折	115
機能的肢位	177
偽関節	131
吸収熱	125
求心性収縮	181
急性塑性変形	115
距骨外側突起骨折	37
距骨滑車の骨軟骨損傷	105
距骨頸部骨折	37
距骨後突起骨折	37
距骨骨折	37
距骨体部骨折	37
橋状仮骨	131
筋衛星細胞	157
筋管細胞	157
筋打撲	157
筋断裂	157

●●● く ●●●
クラッシュシンドローム	129
クリティカルパス	166
グラスピングテスト	89
グルトの骨癒合日数	139
区画症候群	129
屈曲骨折	119
屈曲整復法	171

●●● け ●●●
脛骨過労性骨膜炎	95
脛骨顆間隆起骨折	25
脛骨顆部骨折	23
脛骨粗面骨折	25
脛骨単独骨折	27
脛骨疲労骨折	31
脛腓両骨骨折	27
経皮的電気神経刺激	183
牽引アプレイテスト	83
牽引整復法	171
牽引直圧整復法	171
腱膜下骨折	21
腱膜離断完全骨折	21
限局性圧痛	121
現病歴	166

●●● こ ●●●
コットン骨折	33
コッヘル法	53
コンパートメント症候群	93, 129
股関節外転位拘縮	69
股関節屈曲位拘縮	69
股関節後方脱臼	51
股関節前方脱臼	55
股関節脱臼	51
股関節中心性脱臼	55
後遺症	131
後十字靱帯損傷	87
後方引き出しテスト	87
噛合（咬合，楔合）骨折	119
極超短波療法	183
骨挫傷	115
骨端成長軟骨板	135
骨軟骨骨折	105, 145
骨盤骨折	3
骨盤単独骨折	3
骨盤輪骨折	5
骨盤裂離骨折	5
骨片骨折	115
骨膜下骨折	115
骨膜反応	113

●●● さ ●●●
サギング徴候	87
サテライト細胞	157

サンダーランドの分類	161
坐骨結節裂離骨折	5
坐骨骨折	3
挫滅症候群	129
三果部骨折	33
三角骨障害	107

●●● し ●●●

シモンズ・トンプソンテスト	91
ショック体位	125
ショパール関節損傷	99
ショパール関節脱臼	63
シンスプリント	95
ジアテルミー	183
ジャンパー膝	89
ジョーンズ骨折	45
脂肪塞栓症候群	129
自動介助運動	181
自動抵抗運動	181
軸圧骨折	119
膝蓋骨高位	57
膝蓋骨骨折	21
膝蓋骨側方脱臼	57
膝蓋骨脱臼	57
膝蓋軟骨軟化症	59
膝関節後方脱臼	61
膝関節前方脱臼	61
膝関節脱臼	61
社会歴	166
主訴	166
受傷外力による分類	35
舟状骨骨折	43
習慣性脱臼	151
十字靱帯損傷	85
重複骨折	117
症状固定	166
衝突性外骨腫	107
踵骨棘	103
踵骨骨折	39
上前腸骨棘裂離骨折	5
尻上がり現象	89
神経筋促通法	97
深部静脈血栓症	129
診断スケジュール表	166

●●● す ●●●

スティムソン法	53
ズデック骨萎縮	41, 133
垂直重複骨折	5
随意性脱臼	151

●●● せ ●●●

セーバー病	101
セドンの分類	161
施術録	166
仙骨骨折	3
尖足位拘縮	29
先天性脱臼	151
剪断(引き違い)骨折	119
遷延癒合	129
前脛骨筋症候群	93
前十字靱帯損傷	85
前方引き出しテスト	85, 97

●●● そ ●●●

ソルター・ハリス分類	135
阻血性骨壊死	133
鼠径部痛症候群	71
増殖期(関節損傷)	143
足関節外側側副靱帯損傷	97
足関節脱臼骨折	33
足関節内側側副靱帯損傷	99
足根管症候群	103
足根骨骨折	37, 39
足根中足関節脱臼	63
足根洞症候群	107
足趾骨骨折	45
足趾部の脱臼	63
足底腱膜炎	103
続発症	129

●●● た ●●●

タンパク質分解酵素	157
ダッシュボード損傷	51, 61, 87
多発骨折	117
多発脱臼	149
大腿脛骨角	57
大腿骨遠位骨端線離開	19
大腿骨顆上骨折	17
大腿骨顆部骨折	19
大腿骨近位端部骨折	7
大腿骨頸部骨折	7
大腿骨骨幹部骨折	15
大腿骨骨頭骨折	7
大腿骨骨頭無腐性壊死	11
大腿骨小転子単独骨折	13
大腿骨前捻角	57
大腿骨大転子単独骨折	13
大腿骨転子下骨折	13
大腿骨転子部骨折	11
大腿骨頭すべり症	73
大腿骨頭無腐性壊死	53
大腿四頭筋の肉ばなれ	77
大腿部骨化性筋炎	79
大腿部打撲	79
第1ケーラー(Köhler)病	43, 101
第2ケーラー病	105
第5中足骨基底部裂離骨折	45
第5中足骨近位骨幹部疲労骨折	45
脱臼骨折	155
単純性股関節炎	75
単数(単発)骨折	117
単数(単発)脱臼	149
断裂音	85, 91
弾発股	71
弾発性固定	153
弾発性抵抗	153

●●● ち ●●●

チネル徴候	161
チロー骨折	33
恥骨骨折	3
竹節状(隆起)骨折	115
中心性脱臼	149
中足骨骨折	45
重複骨折	117
超短波療法	183
腸脛靱帯炎	89
腸骨翼骨折	3
腸骨稜裂離骨折	5
直達牽引法	171
直達性局所痛	121
沈下性肺炎	129
陳旧性骨折	117
陳旧性脱臼	151

● ● ● て ● ● ●

テニスレッグ	95
デュピュイトラン骨折	33

● ● ● と ● ● ●

トーマステスト	69
トレンデレンブルグ徴候	73
ドレーマン徴候	73
等尺性収縮	181
等速性収縮	181
等張性収縮	181
特発性大腿骨頭壊死症	75

● ● ● な ● ● ●

ナウマン徴候	37
内側側副靭帯損傷	83
内側側副靭帯付着部の裂離骨折	17
内転位拘縮	69
内反ストレステスト	97
内方脱臼	149
軟骨性軋轢音	123

● ● ● に ● ● ●

ニューラプラキシア	161
ニューロトメシス	161
二次的低酸素障害	175
二分靭帯損傷	99
肉ばなれ	157

● ● ● ね ● ● ●

捻転骨折	119

● ● ● は ● ● ●

ハムストリングスの肉ばなれ	79
バニオン	103
パウエルス分類	9
パラテノン	159
ばね股	71
破壊性脱臼	147
破裂骨折	119
廃用症候群	137
剥離骨折	119
反復性脱臼	151
半月板損傷	81

● ● ● ひ ● ● ●

ピロン骨折	35
非観血的整復法(骨損傷)	169
非観血的整復法(脱臼)	173

疲労骨折	113
腓骨筋腱脱臼	95
腓骨骨幹部単独骨折	31
腓骨頭単独骨折	25
腓骨疲労骨折	31
尾骨骨折	3
膝くずれ	85
膝前部痛	59
病的骨折	113
病的脱臼	147

● ● ● ふ ● ● ●

フォルクマン拘縮	133
フライバーグ病	105
フランスヒール骨折	43
プラフォンド骨折	35
プロテアーゼ	157
複合骨折	115
複数(二重)骨折	117
複数(二重)脱臼	149
粉砕骨折	119
分裂膝蓋骨	21

● ● ● へ ● ● ●

ベーラー角	39
ペルテス病	73
併発症	127
閉鎖性運動連鎖	181
変形癒合	133
扁平足障害	101
便宜肢位	177

● ● ● ほ ● ● ●

ボタン穴機構	173
ポット骨折	33

● ● ● ま ● ● ●

マイオチューブ	157
マイクロ波療法	183
マックマレーテスト	81
マトレステスト	91
マルゲーニュ骨折	5
マルゲーニュ骨折痛	121
麻痺性脱臼	147

● ● ● む ● ● ●

無腐性骨壊死	133

● ● ● め ● ● ●

メイヤー・マッキーバー分類	25

● ● ● も ● ● ●

モートン病	105

● ● ● ゆ ● ● ●

誘導マッサージ	179

● ● ● ら ● ● ●

ラウゲ・ハンセンの分類	33
ラックマンテスト	85
螺旋状骨折	115

● ● ● り ● ● ●

リスフラン関節損傷	99
リスフラン関節脱臼	63
リモデリング期(関節損傷)	143
リモデリング期(骨損傷)	139
梨状筋症候群	75
離断性骨軟骨炎	107
立方骨骨折	43
良肢位	177

● ● ● る ● ● ●

ルドルフ徴候	13

● ● ● れ ● ● ●

レーザー光線療法	183
裂離骨折	119

● ● ● ろ ● ● ●

ローゼル・ネラトン線	51
ロッキング	81

● ● ● わ ● ● ●

ワトソン・ジョーンズの分類	25
若木(緑樹, 生木)骨折	115

● ● ● 数字 ● ● ●

5P徴候(ショック)	125
5P徴候(阻血)	133

● ● ● A ● ● ●

anterior drawer test	85
anterior knee pain	59
Apley test	81
apprehension sign	59
axonotmesis	161

● ● ● B ● ● ●

Böhler角	39

● ● ● C ● ● ●

Chopart関節損傷	99

Chopart関節脱臼	63	
CKC	181	
closed kinetic chain	181	
Cotton骨折	33	

●●● D ●●●
Drehmann sign	73
Dupuytren骨折	33

●●● F ●●●
footballer's ankle	107
France heel骨折	43
Freiberg病	105
FTA	57

●●● G ●●●
Garden分類	9
giving way	85
grasping test	89
Gurltの骨癒合日数	139

●●● I ●●●
impingement exostosis	107

●●● J ●●●
Jones骨折	45
Jumper's knee	89

●●● L ●●●
Lachman test	85
Lauge-Hansenの分類	33
leg-heel alignment	101
Lisfranc関節損傷	99

Lisfranc関節脱臼	63
Ludloff徴候	13

●●● M ●●●
Malgaigne骨折痛	121
Matles test	91
McMurray test	81
Meyers & McKeever分類	25
Morton病	105

●●● N ●●●
neurapraxia	161
neurotmesis	161
Nテスト	85

●●● O ●●●
OKC	181
open kinetic chain	181
Osgood-Schlatter病	89

●●● P ●●●
Pauwels分類	9
pilon骨折	35
plafond骨折	35
pop音	85, 91
POS	167
posterior drawer test	87
Pott骨折	33
POシステム	167
Problem-oriented System	167
PTBキャスト	29

●●● Q ●●●
Q-angle	57

●●● R ●●●
RICE処置	175
Roser-Nēlaton線	51

●●● S ●●●
sagging sign	87
Salter-Harris分類	135
Seddonの分類	161
Sever病	101
SH分類	135
silver spike point療法	183
Simmonds-Thompson test	91
SSP療法	183
Sudeck骨萎縮	41
Sunderlandの分類	161

●●● T ●●●
TENS	183
Thomasテスト	69
Tillaux骨折	33
Tinel徴候	161
Trendelenburg sign	73

●●● V ●●●
Volkmann拘縮	133

●●● W ●●●
Waller変性	161
Watson-Jonesの分類	25

【監修者略歴】

小林　直行
- 2006年　関東学園大学スポーツセンター
- 2009年　博士（スポーツ医学）（筑波大学大学院人間総合科学研究科）
- 2009年　筑波大学大学院人間総合科学研究科客員研究員
- 2010年　帝京平成大学地域医療学部講師
- 2013年　上武大学ビジネス情報学部准教授
- 2017年　柏レイソル

【執筆者略歴】

伊藤　新
- 2010年　帝京平成大学地域医療学部助教
- 2016年　修士（情報学）（帝京平成大学大学院環境情報学研究科）
- 2016年　上武大学ビジネス情報学部助教
　　　　　上武大学スポーツメディカルサポートセンター
- 2018年　上武大学ビジネス情報学部講師

絶対出る！　柔道整復師国家試験重要問題
柔道整復学　下肢・総論編　　ISBN978-4-263-24082-3

2018年10月5日　第1版第1刷発行

監修者　小 林 直 行
発行者　白 石 泰 夫
発行所　医歯薬出版株式会社

〒113-8612　東京都文京区本駒込1-7-10
TEL.（03）5395-7641（編集）・7616（販売）
FAX.（03）5395-7624（編集）・8563（販売）
https://www.ishiyaku.co.jp/
郵便振替番号 00190-5-13816

乱丁，落丁の際はお取り替えいたします　　印刷・あづま堂印刷／製本・榎本製本

© Ishiyaku Publishers, Inc., 2018. Printed in Japan

本書の複製権・翻訳権・翻案権・上映権・譲渡権・貸与権・公衆送信権（送信可能化権を含む）・口述権は，医歯薬出版（株）が保有します．

本書を無断で複製する行為（コピー，スキャン，デジタルデータ化など）は，「私的使用のための複製」などの著作権法上の限られた例外を除き禁じられています．また私的使用に該当する場合であっても，請負業者等の第三者に依頼し上記の行為を行うことは違法となります．

JCOPY ＜出版者著作権管理機構　委託出版物＞

本書をコピーやスキャン等により複製される場合は，そのつど事前に出版者著作権管理機構（電話 03-3513-6969，FAX 03-3513-6979，e-mail : info@jcopy.or.jp）の許諾を得てください．

柔道整復師国家試験に向けた実力を短期間で養成できる決定版!
国試の重要ポイントが簡潔にわかり,予想問題を解くことでみるみる力が身につく!

絶対出る! 柔道整復師国家試験重要問題
柔道整復学 上肢・体幹編

◆小林直行（柏レイソル）監修
　西川　彰（上武大学ビジネス情報学部）ほか著
◆B5判　194頁　定価(本体3,200円+税)
　ISBN978-4-263-24081-6

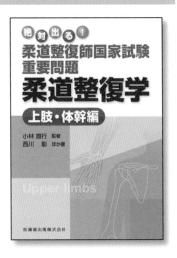

◆おもな目次

- I　骨折
  - 頭部・顔面／脊椎／胸郭／上肢帯／上肢
- II　脱臼
  - 頭部・脊椎／上肢
- III　軟部組織損傷
  - 頭部・脊椎／上肢

絶対出る! 柔道整復師国家試験重要問題
柔道整復学 下肢・総論編

◆小林直行（柏レイソル）監修
　伊藤　新（上武大学ビジネス情報学部）ほか著
◆B5判　200頁　定価(本体3,200円+税)
　ISBN978-4-263-24082-3

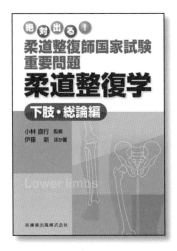

◆おもな目次

- I　骨折
  - 下肢帯／下肢
- II　脱臼
  - 下肢
- III　軟部組織損傷
  - 下肢
- IV　総論
  - 骨の損傷（骨折）
  - 関節の損傷（捻挫，脱臼）
  - 筋・腱の損傷
  - 末梢神経の損傷
  - 診察，治療法

医歯薬出版株式会社　〒113-8612 東京都文京区本駒込1-7-10　TEL03-5395-7610　FAX03-5395-7611　https://www.ishiyaku.co.jp/